Gicht

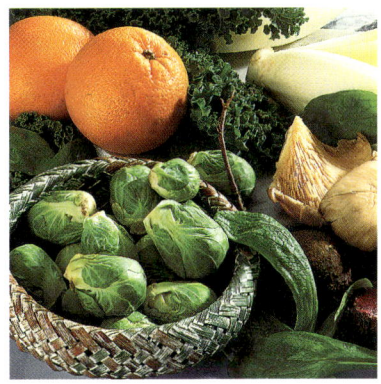

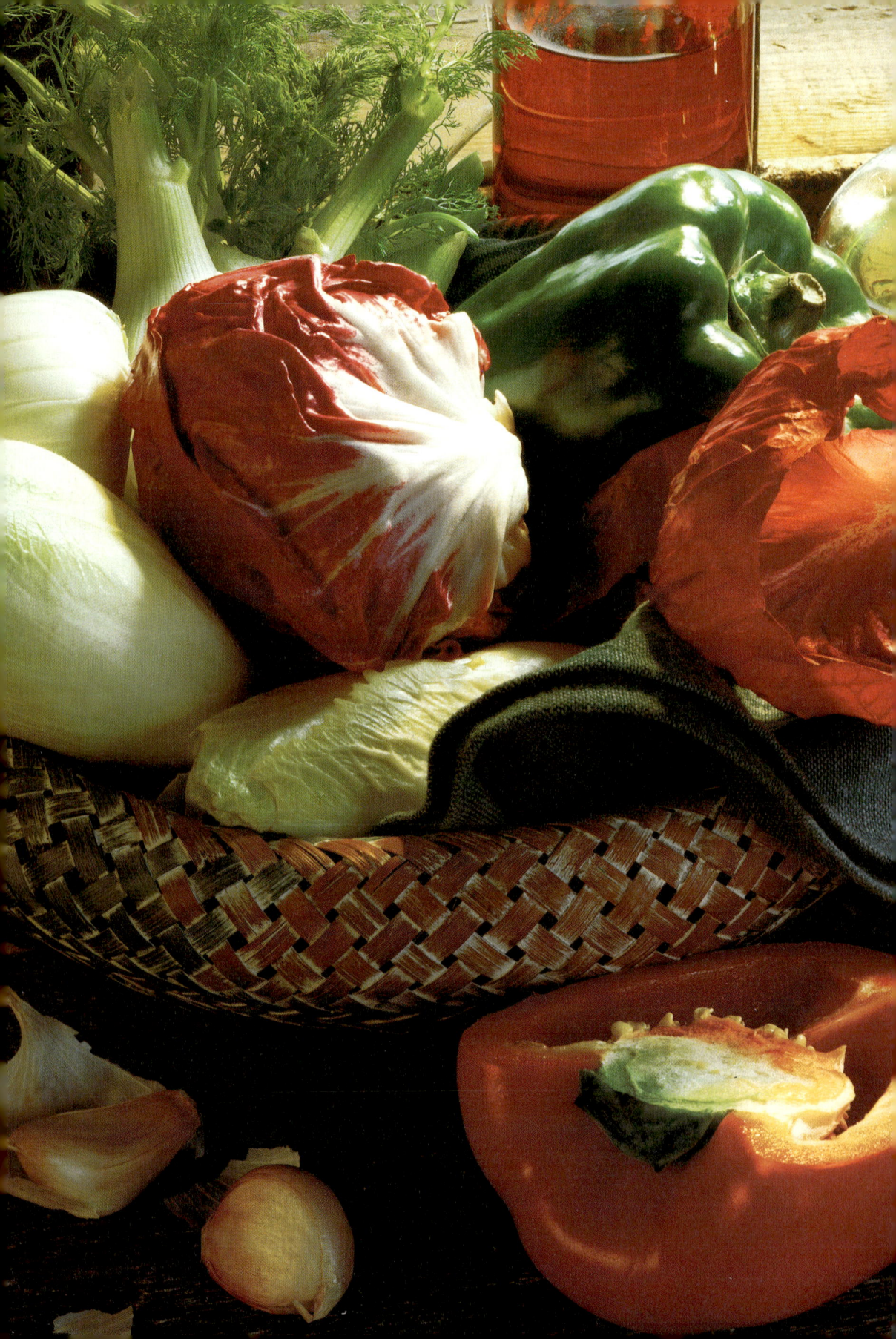

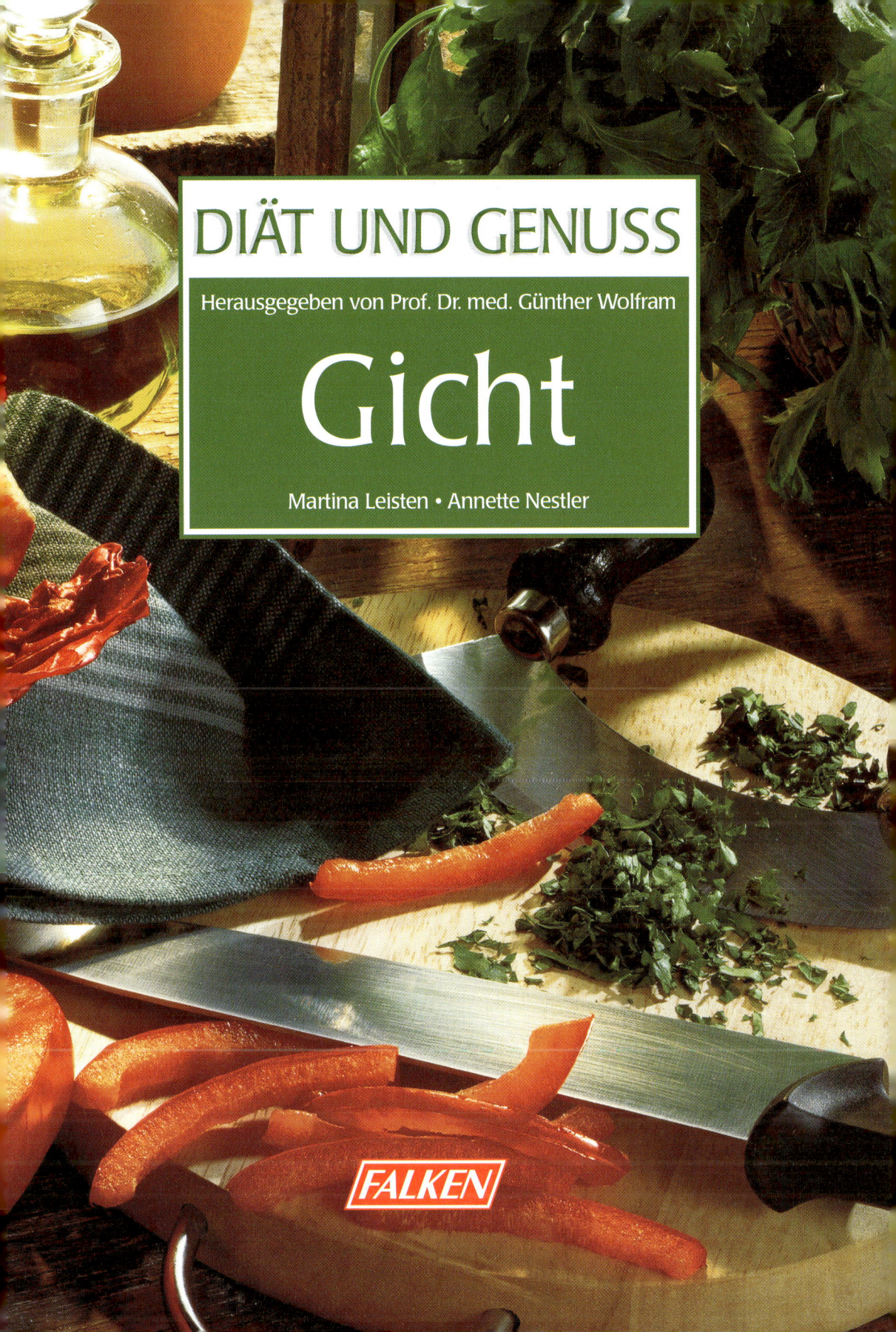

DIÄT UND GENUSS

Herausgegeben von Prof. Dr. med. Günther Wolfram

Gicht

Martina Leisten • Annette Nestler

FALKEN

Inhalt

Einleitung

Vorwort 5
Beschwerdefrei leben bei Gicht 6

Was ist eigentlich Gicht? 6
Wer ist gefährdet? 7
Die zwei Formen der Gicht 8
Wie kommt es zu einem Gichtanfall? 8

Was sind Purine? 8

Die Möglichkeiten der Behandlung 9
Hilfen nach einem akuten Gichtanfall 10
Hilfen nach einer Nierenkolik 10

Richtig essen bei Gicht 11
Ernährungstips 11
Sind Sie zu dick? 12
Puringehalte der Lebensmittel 12

Tips für Angehörige 14

Tips für das Essen außer Haus 14

Hinweise zu den Rezepten 15

Rezeptteil

Frühstück 18
Zwischenmahlzeiten 24
Hauptgerichte 46
Desserts und Gebäck 86

Anhang

Register 94
Alphabetisches Rezeptverzeichnis ... 95
Das Autorenteam 96

Vorwort

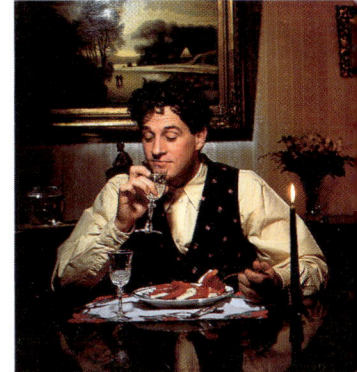

Die Gicht gilt als Wohlstandskrankheit, die in früheren Zeiten fast nur bei Reichen zu finden war, aber heute in Zeiten allgemeinen Wohlstands in allen Bevölkerungsschichten anzutreffen ist, nicht selten gemeinsam mit Fettsucht, hohen Cholesterinwerten und Zuckerkrankheit. Kennzeichen der Gicht sind der Gichtanfall in Form einer akut auftretenden, sehr schmerzhaften Entzündung eines einzelnen Gelenkes, meist des Großzehengrundgelenkes, oder auch eine Nierensteinkolik mit sehr unangenehmen krampfartigen Schmerzen in der Nierengegend. Die Ursache dafür sind Harnsäurekristalle, die sich auch in Geweben wie Schleimbeutel, Sehnen, Knochen oder im Unterhautgewebe, manchmal sogar als Knoten, einlagern können. Gichtanfall oder Nierenkolik sind sehr schmerzhaft und unangenehm. Harnsäureablagerungen in Geweben bereiten zwar weniger Schmerzen, führen aber langfristig zur Schädigung von Gelenken oder auch der Nieren.

Die Ursachen für erhöhte Mengen von Harnsäure im Blut liegen in Störungen des Purinstoffwechsels, die durch falsche Ernährung noch verstärkt werden. Harnsäure entsteht im Körper aus Purinen, deshalb sind sehr purinreiche Lebensmittel wie Innereien ungünstig. Mäßigkeit beim Essen und ausreichende Aufnahme von Flüssigkeit sind goldene Regeln für den Gichtkranken. Alkohol in größeren Mengen begünstigt im besonderen Maße die Entstehung einer Gicht. Aus diesen Gründen sollte der Gichtkranke extreme Situationen wie ausschweifende Feste aber auch Fasten vermeiden. Die richtige Ernährung bei Gicht unterscheidet sich bis auf den Umgang mit Alkohol und Innereien nicht von einer gesunden, vielseitigen und abwechslungsreichen Ernährung mit Gemüse, Salaten, Obst und Vollkornprodukten sowie mageren Milchprodukten und mäßigem Verzehr von Fleisch. Regelmäßige Bewegung in freier Natur rundet eine gesunde Lebensweise ab.

Prof. Dr. med. Günther Wolfram

Beschwerdefrei leben bei Gicht

Was ist eigentlich Gicht?

Bei Ihrem letzten Arztbesuch wurden erhöhte Harnsäurewerte (= Hyperurikämie) in Ihrem Blut festgestellt. Ihr Arzt weist Sie darauf hin, daß es bei weiter steigenden Harnsäurewerten zu einem akuten Gichtanfall kommen kann. Der Gichtanfall äußert sich unter anderem durch starke Schmerzen an einem geröteten und geschwollenen Gelenk, bevorzugt an einer großen Zehe. Häufig tritt Fieber mit einer Beeinträchtigung des Allgemeinbefindens auf. Die Schmerzen klingen bei Ruhigstellung des betroffenen Körperteils nach ein paar Tagen wieder ab.

Der akute, also plötzlich auftretende Gichtanfall kann das erste Anzeichen einer Gichterkrankung sein. Bei wiederholten Anfällen werden die betroffenen Gelenke mehr und mehr geschädigt.

Wegen der hohen Konzentration von Harnsäure im Blut wird diese in Form von Kristallen in Geweben wie Knochen, Knorpel, Sehnen oder Haut abgelagert. Im fortgeschrittenen Stadium kann die Haut über den Harnsäureablagerungen aufbrechen. Man spricht dann von einem Gichtgeschwür.

Hohe Harnsäurewerte im Blut führen auch zu hohen Konzentrationen dieses Stoffes im Urin. Bei zu geringem Urinvolumen fallen dann Harnsäurekristalle aus und bilden Nierensteine. Deshalb kann auch eine Nierenkolik das Anzeichen einer Gicht sein. Auch im Nierengewebe kann sich Harnsäure anreichern und die Nierenfunktion beeinträchtigen oder Bluthochdruck verursachen. Man spricht dann von einer Gichtniere.

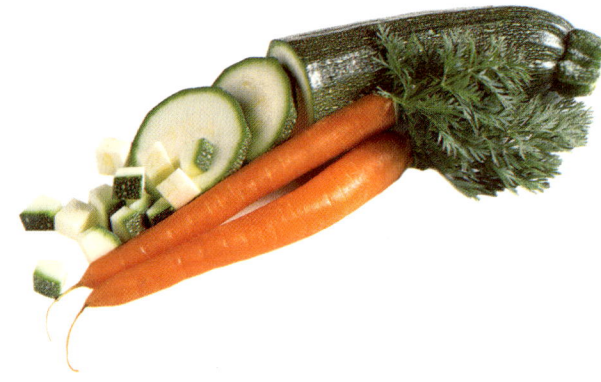

Wer ist gefährdet?

Die Gicht ist keine Entdeckung des 20. Jahrhunderts, denn sie wurde bereits von den griechischen Ärzten der Antike beschrieben und war in erster Linie eine Krankheit der Reichen. Im Volksmund als „Zipperlein" bekannt, wird die Gicht heute oftmals als Zivilisationskrankheit bezeichnet, denn man findet sie häufiger in Industrienationen, in denen das Lebensmittelangebot wesentlich größer ist, als in Entwicklungsländern.

Man geht davon aus, daß etwa 20% der westlichen Bevölkerung erhöhte Harnsäurewerte im Blut haben, wobei Männer weitaus häufiger davon betroffen sind als Frauen. Bei Frauen tritt die Erkrankung erst nach den Wechseljahren auf. Ebenso steigt die Häufigkeit einer Gichterkrankung mit zunehmendem Alter an.

Mit der richtigen Ernährung können Gichtpatienten wieder beschwerdefrei leben.

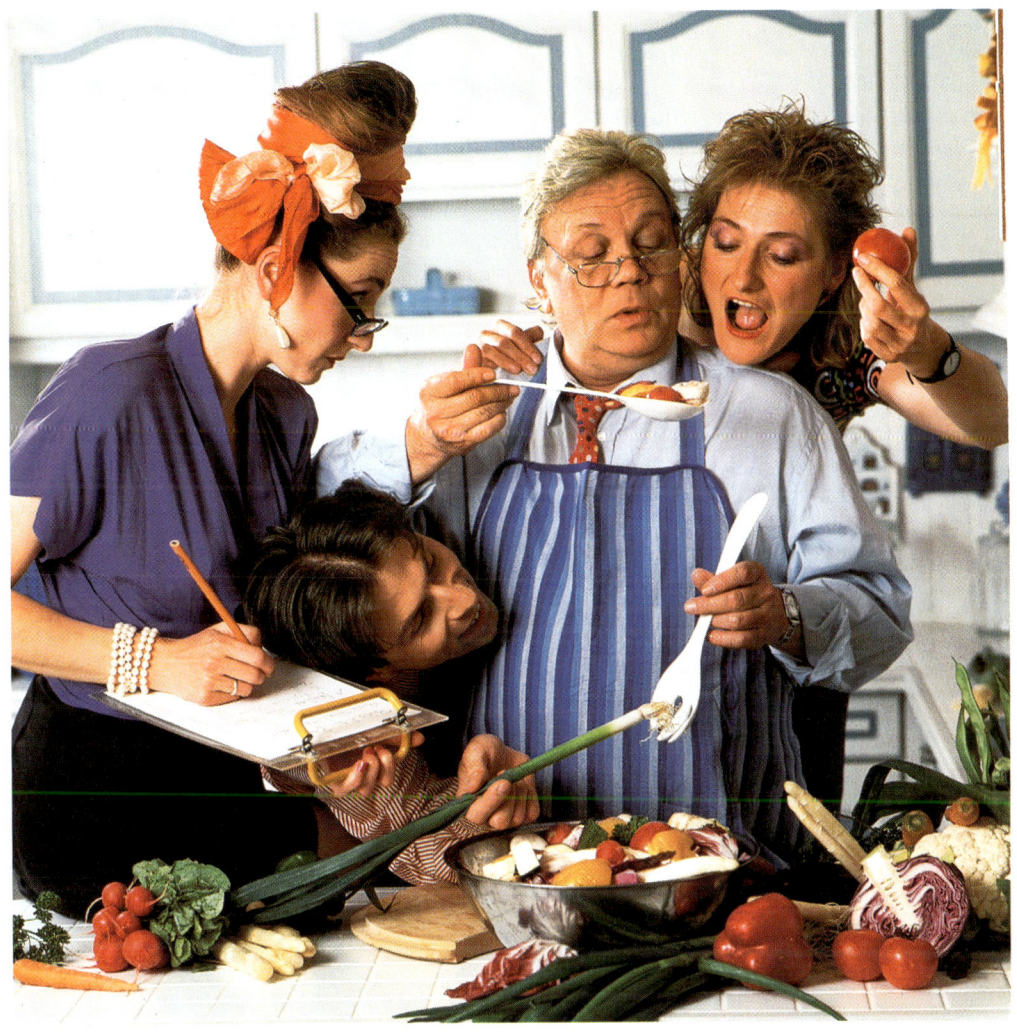

Die zwei Formen der Gicht

Bei entsprechender Veranlagung wird die Entstehung der häufigeren primären Gicht durch purinreiche Nahrung, Übergewicht oder erhöhten Alkoholkonsum ausgelöst.

1. Bei der **primären Form** liegt ein angeborener Fehler im Harnsäurestoffwechsel vor. Dieser äußert sich durch eine Überproduktion von Harnsäure oder durch deren verminderte Ausscheidung durch die Nieren. Es liegt also ständig eine erhöhte Harnsäurekonzentration im Blut vor.

2. Bei der **sekundären Form** der Gicht liegt die Ursache in einer anderen Grunderkrankung, zum Beispiel des Blutes, der Niere oder bestimmte Arzneimittel sind die Verursacher.

Wie kommt es zu einem Gichtanfall?

Der Auslöser für einen Gichtanfall kann ein üppiges Essen mit viel Fleisch, beziehungsweise übermäßiger Alkoholgenuß sein. Ebenso kann er durch Fasten, wie zum Beispiel eine Nulldiät, ausgelöst werden. In diesen Fällen wird besonders viel Harnsäure im Blut und im Gewebe angereichert.

Nach Abklingen des ersten Gichtanfalls kann der Patient jedoch meist für längere Zeit wieder beschwerdefrei leben, wenn er seine Ernährungsgewohnheiten umstellt (siehe Seite 11).

Was sind Purine?

Purine kommen in fast allen tierischen und pflanzlichen Lebensmitteln in unterschiedlichen Mengen vor. Sie sind als Träger des Erbmaterials Bestandteil jeden Zellkerns, außerdem spielen sie eine wichtige Rolle bei der Übertragung von Energie in der Zelle.

Das Endprodukt des Purinstoffwechsels ist die Harnsäure. Normalerweise wird sie im menschlichen Körper durch die Nieren unverändert ausgeschieden.

Zur Erhöhung der Harnsäure im Blut kommt es entweder durch eine vermehrte Zufuhr purinreicher Nahrungsmittel oder durch eine Überproduktion von Harnsäure aus körpereigenen Purinen oder durch eine verminderte Ausscheidung von Harnsäure durch die Niere.

Wenn die Harnsäurekonzentration im Blut über einen gewissen Grenzwert ansteigt, lagert sich diese Substanz in Form von Kristallen an verschiedenen Stellen im Körper ab und verursacht die bereits genannten Störungen.

Normalwerte von Harnsäure im Blut

Frauen: unter 5,5 mg Harnsäure pro 100 ml Blut

Männer: unter 6,5 mg Harnsäure pro 100 ml Blut

Alle Harnsäurewerte, die über 6,5 mg pro 100 ml Blut liegen, sind behandlungsbedürftig.

Die Möglichkeiten der Behandlung

Die Basis der Gichttherapie ist die richtige Ernährung. Erst, wenn diese nicht ausreicht, stehen zusätzlich wirksame Medikamente zur Verfügung. Sie senken die Harnsäurekonzentration im Blut entweder über eine vermehrte Harnsäureausscheidung über die Niere oder eine Hemmung der Harnsäurebildung im Körper.

Den akuten Gichtanfall behandelt der Arzt mit anderen, die Entzündung hemmenden Arzneimitteln.

Welche Therapie durchgeführt werden muß, kann nur Ihr Arzt entscheiden.

Sie sollten dabei wissen, daß die Behandlung der Hyperurikämie eine Dauertherapie ist. Bei vorzeitiger Unterbrechung der Behandlung, gleich ob Diät oder Medikamente, kann Ihr Harnsäurespiegel im Blut schnell wieder über den Grenzwert ansteigen. Dabei kann es erneut zur Auskristallisierung der Harnsäure kommen mit einem Gichtanfall oder einer Nierenkolik. Auch wenn diese dramatischen Ereignisse nicht gleich auftreten sollten, lagert sich doch Harnsäure in den Gelenken ab und beeinträchtigt die Gesundheit.

Die tägliche Aufnahme von Harnsäure mit der Nahrung liegt idealerweise unter 500 mg, und insgesamt sollten dem Körper pro Woche höchstens 3 000 mg Harnsäure zugeführt werden.

Die tägliche Aufnahme von Harnsäure mit der Nahrung liegt idealerweise unter 500 mg, und insgesamt sollten dem Körper pro Woche nicht mehr als 3 000 mg Harnsäure zugeführt werden.

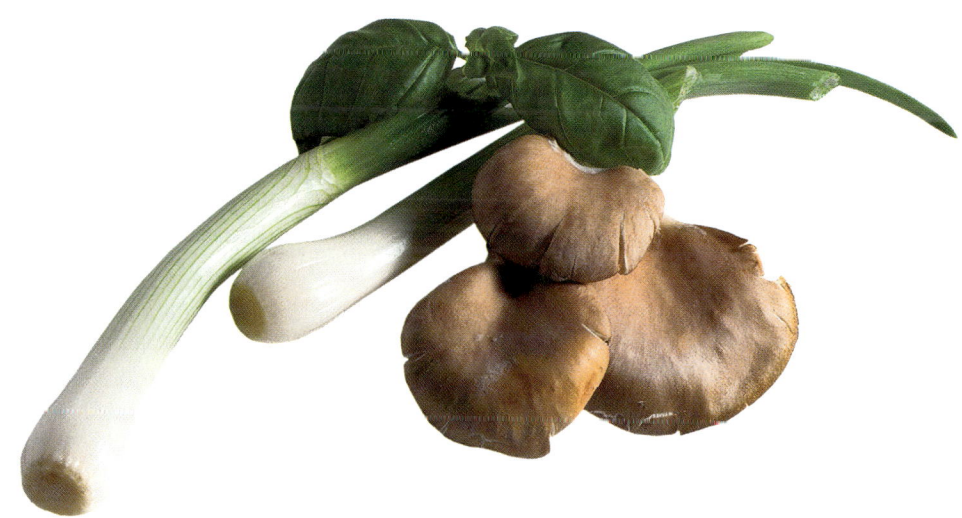

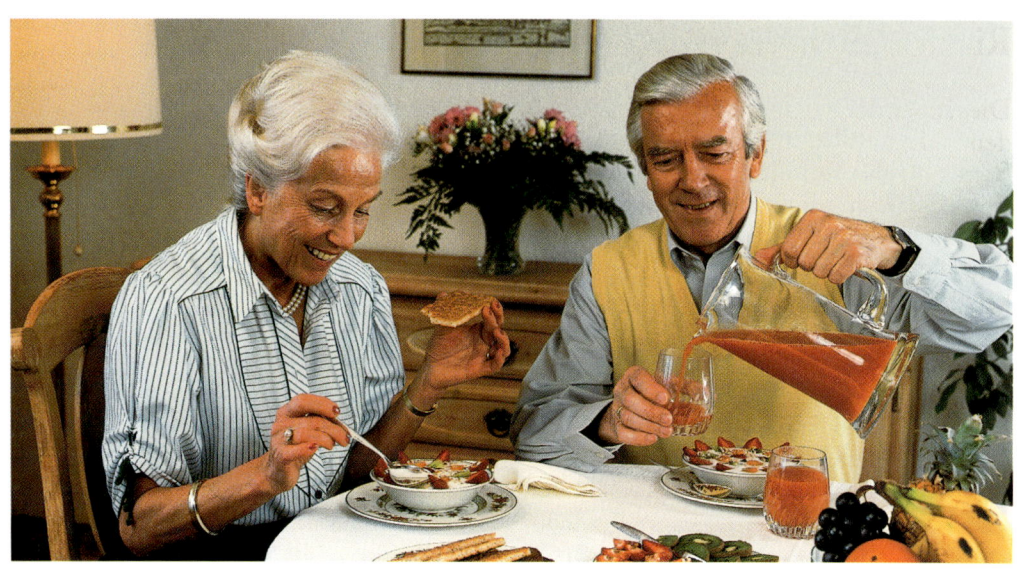

Hilfen nach einem akuten Gichtanfall

Eine Flüssigkeitszufuhr von mindestens 2 Litern am Tag und eine streng purinarme Ernährung helfen bei akuten Beschwerden.

Nach einem Gichtanfall sollten Sie ausreichend trinken und wenig essen. Eine Flüssigkeitszufuhr von mindestens 2 Litern am Tag ist zu empfehlen. Besonders geeignet sind Mineralwasser und mit Wasser verdünnte Obst- und Gemüsesäfte. Auch Kaffee, Tee und Milch sind als Getränke geeignet (Vorsicht bei Fleischbrühe, sie enthält sehr viele Purine). Beim Essen sind die purinarmen Lebensmittel zu bevorzugen.
Wenn es Ihnen besser geht, können Sie Ihren Speiseplan wieder lockern. Beachten Sie jedoch, daß pro Tag nicht mehr als 100 g Fleisch oder Fisch oder Wurst gegessen werden.

Hilfen nach einer Nierenkolik

Bei einer Nierenkolik sollten Sie sehr viel trinken, so daß Sie mindestens 2 Liter Urin haben. Sie können an Hand Ihres Urins erkennen, ob Sie genügend getrunken haben: Ist der Urin gelb, so ist er konzentriert, das heißt Sie haben zu wenig getrunken. Je mehr Sie getrunken haben, desto heller, beziehungsweise klarer wird Ihr Urin. Auch der Geruch des Urins gibt Aufschluß über Ihre Trinkmenge. Stark konzentrierter Urin riecht mehr als heller Urin. Zusätzlich muß der pH-Wert des Urins auf einen Wert von knapp unter 7 eingestellt werden. Hierzu fragen Sie am besten Ihren Hausarzt.

Richtig essen bei Gicht

Die Ernährung bei Gicht entspricht im großen und ganzen den allgemeinen Empfehlungen für eine gesunde Kost: viel frisches Gemüse sowie Salat und Obst, mehr Vollkornprodukte und weniger Fleisch (insbesondere Innereien), Fett, Zucker und Alkohol. Ausreichend Bewegung an der frischen Luft und Entspannung vom streßbeladenen Alltag helfen Ihnen zusätzlich, beschwerdefrei und fit zu werden.

Eine ausgewogene Ernährung mit viel Milch, Milchprodukten, Obst und Gemüse hilft Ihnen, beschwerdefrei zu werden.

Ernährungstips

- Essen Sie nach Möglichkeit purinfreie und purinarme Lebensmittel (siehe Seite 12 und 13).
- Versuchen Sie, ganz langsam, Ihr Normalgewicht zu erreichen (siehe Seite 12). Am besten reduzieren Sie allmählich den Verzehr aller fettreichen und stark zuckerhaltigen Lebensmittel, denn auch eine Radikaldiät kann zu einem Gichtanfall führen. Das Fett kann ebenfalls bei der Zubereitung der Nahrung eingespart werden, beispielsweise durch die fettarmen Garmethoden Dünsten, Grillen, Dämpfen, Garen in der Mikrowelle, Kochen im Tontopf oder im Bratschlauch sowie durch die Verwendung von beschichteten Pfannen.
- Zur Sicherung der Eiweißversorgung empfiehlt es sich, anstelle von Fleisch und Wurstwaren besser Milch und magere Milchprodukte zu verzehren.
- Die Kohlenhydrate sollten in schwer resorbierbarer Form, das heißt mit vielen Ballaststoffen, aufgenommen werden. Bevorzugen Sie deshalb viel frisches Obst, Gemüse, Salat und Vollkornprodukte.
- Eine reichliche Flüssigkeitszufuhr ist wichtig. Trinken Sie deshalb mindestens 2 Liter pro Tag. Dabei können Tee, verdünnte Frucht- und Gemüsesäfte sowie Mineralwasser uneingeschränkt getrunken werden. Alkoholhaltige Getränke sollten Sie nur in Maßen genießen, denn diese steigern die Purinbildung im Körper und hemmen die Harnsäureausscheidung über die Nieren.

Sind Sie zu dick?

Mit Normalgewicht sind Sie nicht nur gesünder, Sie fühlen sich auch viel leistungsfähiger und haben mehr Spaß am aktiven Leben.

Ihr Normalgewicht können Sie ganz einfach anhand der Formel des sogenannten **Body Mass Index** berechnen:

$$\frac{\text{Körpergewicht (kg)}}{(\text{Körpergröße (m)})^2} = \text{Body Mass Index}$$

Beispiel: Sie sind 1,70 Meter groß und wiegen 70 Kilogramm. Dann beträgt Ihr Body Mass Index:

$$\frac{70}{1,7 \times 1,7} = 24$$

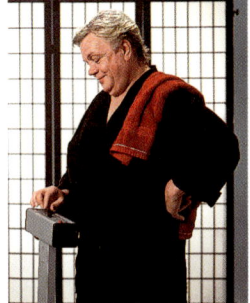

Menschen mit **Normalgewicht** haben einen Body Mass Index zwischen 20 und 25. Bei **mäßigem Übergewicht** liegt der Index zwischen 25 und 30. **Starkes Übergewicht** wird durch einen Index von mehr als 30 angezeigt.

Bei erhöhten Harnsäurewerten im Blut und mäßigem, generell aber bei starkem Übergewicht ist es empfehlenswert, durch kalorienreduzierte Ernährung das Körpergewicht auf den Normalwert zu senken. Vermeiden Sie dabei radikale Hungerkuren, denn auch Fasten kann einen Gichtanfall auslösen. Sie sind mit Normalgewicht nicht nur gesünder, Sie fühlen sich auch viel leistungsfähiger und haben mehr Spaß am aktiven Leben.

Puringehalte der Lebensmittel

In den gängigen Nährwerttabellen wird nicht der eigentliche Puringehalt der Lebensmittel angegeben, sondern bereits die Menge an Harnsäure, die bei der Umwandlung im Körper entsteht. Insgesamt sollten Sie nicht mehr als 500 mg Harnsäure pro Tag mit der Nahrung zu sich nehmen.

Purinfreie Lebensmittel

- Milch und Milchprodukte (Milch, Joghurt, Quark, Butter etc.)
- Pflanzliche Fette (Margarine und Öl)
- Wasser (Kaffee und Tee enthalten zwar Purine, aus ihnen entsteht aber keine Harnsäure)

Purinarme Lebensmittel

(bis 40 mg Harnsäure pro 100 g Lebensmittel)
- Kartoffeln
- alle Gemüsesorten und Gemüsesäfte
  (außer: siehe mittlerer Puringehalt)
- Pfifferlinge
- frisches Obst und Fruchtsäfte
- Walnüsse und Paranüsse
- deutscher Kaviar
- alle Käsesorten
- Eier

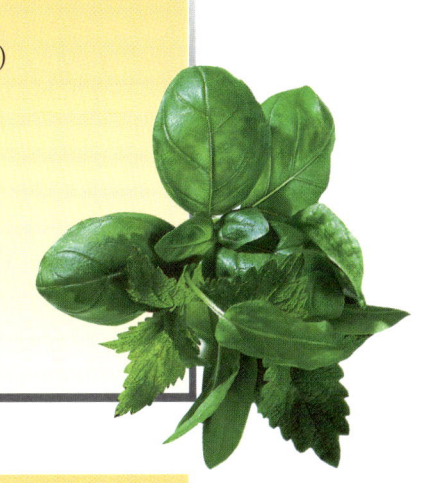

Lebensmittel mit mittlerem Puringehalt

(40–170 mg Harnsäure pro 100 g Lebensmittel)
- Mais aus der Dose, Rosenkohl, Blumenkohl, Brokkoli, Sauerampfer, Artischocken, Lauch, Rotkraut, Schwarzwurzeln, Spinat, Wirsing, grüne Bohnen, Spargel
- Sojasauce und Tofu
- alle Pilze (außer Pfifferlingen)
- Trockenobst
- Erdnüsse, Haselnüsse, Mandeln, Sesam, Sonnenblumenkerne
- Brot (außer Weißbrot)
- roher Reis und rohe Teigwaren
- Fleisch und Wurstwaren, Zunge von Rind und Schwein
- Geflügel ohne Haut (die Haut enthält viele Purine)
- Kartoffelerzeugnisse (Kartoffelbrei, Knödel, Chips etc.)

Purinreiche Lebensmittel

(über 170 mg Harnsäure pro 100 g Lebensmittel)
- Innereien
- getrocknete Hülsenfrüchte (beispielsweise weiße Bohnen, Linsen und Erbsen)
- Hefe (1 Würfel mit 42 g enthält 189 mg Harnsäure)

Tips für Angehörige:

Die Empfehlungen bei Gicht sind eigentlich keine spezielle Diät, sondern eine allgemein empfohlene gesunde Ernährung. Alle Familienangehörigen können diese Kost essen, ohne die Rezepte für sich abwandeln zu müssen. So fällt es auch dem Gichtpatienten leichter, sich gesund zu ernähren, ohne sich ausgegrenzt zu fühlen.

Tips für das Essen außer Haus:

Für das Essen außer Haus eignen sich am besten vegetarische Gerichte.

Nehmen Sie Ihre Mahlzeit in der **Kantine** ein und haben dabei keine Möglichkeit Ihr Essen selbst zusammenzustellen, so empfiehlt es sich, von den relativ purinreichen Lebensmitteln wie Fleisch, Fisch und Hülsenfrüchten einen Teil der Portion übrigzulassen. Falls dies nicht möglich ist, sollten Sie für den Rest des Tages purinarme Lebensmittel bevorzugen. Anregungen hierfür bekommen Sie aus dem Rezeptteil.
Können Sie in der Kantine das Essen selbst zusammenstellen, so berücksichtigen Sie dabei die Ernährungsempfehlungen bei Gicht.

Auch ein **Restaurantbesuch** ist für einen Gichtpatienten heute kein Problem mehr, da die Speisekarten sehr abwechslungsreich sind. Viele Restaurants bieten neben vegetarischen Gerichten auch ein Salatbuffet an, so daß Sie daraus frei wählen können.
Auf **Reisen** ist die Selbstverpflegung für den Gichtpatienten die einfachste Möglichkeit, einen Gichtanfall zu vermeiden. Die Lebensmittelauswahl sollte sich dabei nach den beschriebenen Ernährungsempfehlungen richten.
Beim **Grillen** sind die Möglichkeiten sehr vielseitig. Nicht nur Fleisch, Fisch und Wurst eignen sich zum Grillen, sondern auch Kartoffeln, Brot und Gemüse.

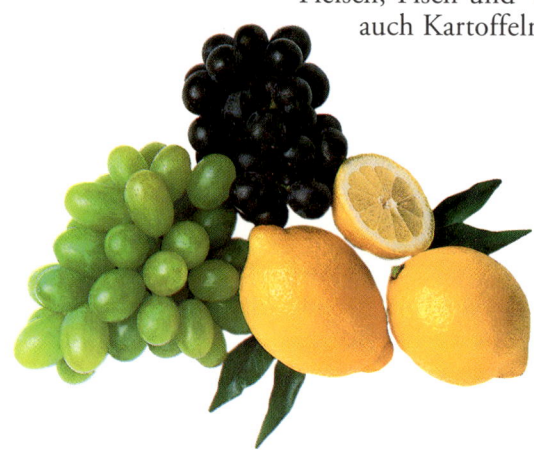

Hinweise zu den Rezepten

- Alle Gerichte sind für **2 Personen** gedacht. Ausnahmen sind im Rezeptkopf angegeben.
- Die bei jedem Rezept angegebene **Zubereitungszeit** beinhaltet sowohl die Vorbereitungs- als auch die Garzeit. Wenn längere Gar-, Quell-, Kühl- oder sonstige Zeiten nötig sind, so sind diese extra erwähnt.
- Die **Zutatenmengen** beziehen sich immer auf die ungeputzte Rohware. Bei Stückangaben (z. B. 1 Zucchini) gehen wir von einem Stück mittlerer Größe aus.
- Die **Backofentemperaturen** gelten immer für einen normalen Elektroofen mit Ober- und Unterhitze.
- Die Harnsäure-, Kalorien- und Nährwertangaben beziehen sich immer auf 1 Portion.

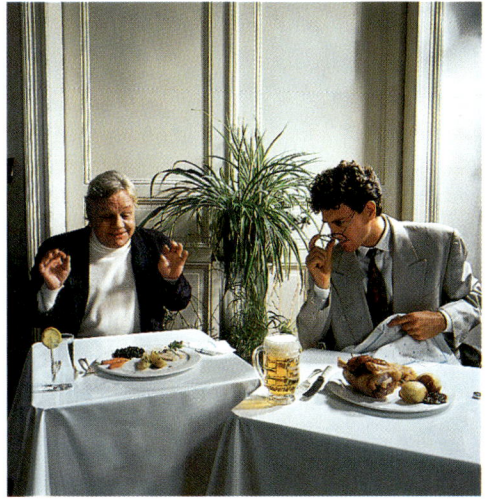

Abkürzungen

TL	=	Teelöffel	Min.	= Minuten
EL	=	Eßlöffel	TK-...	= Tiefkühl-...
Msp.	=	Messerspitze	Ø	= Durchmesser
Bd.	=	Bund	F. i. Tr.	= Fett in der Trockenmasse
P.	=	Päckchen		
mg	=	Milligramm	kcal	= Kilokalorien
g	=	Gramm	E	= Eiweiß
kg	=	Kilogramm	F	= Fett
ml	=	Milliliter	KH	= Kohlenhydrate
l	=	Liter	HS	= Harnsäure

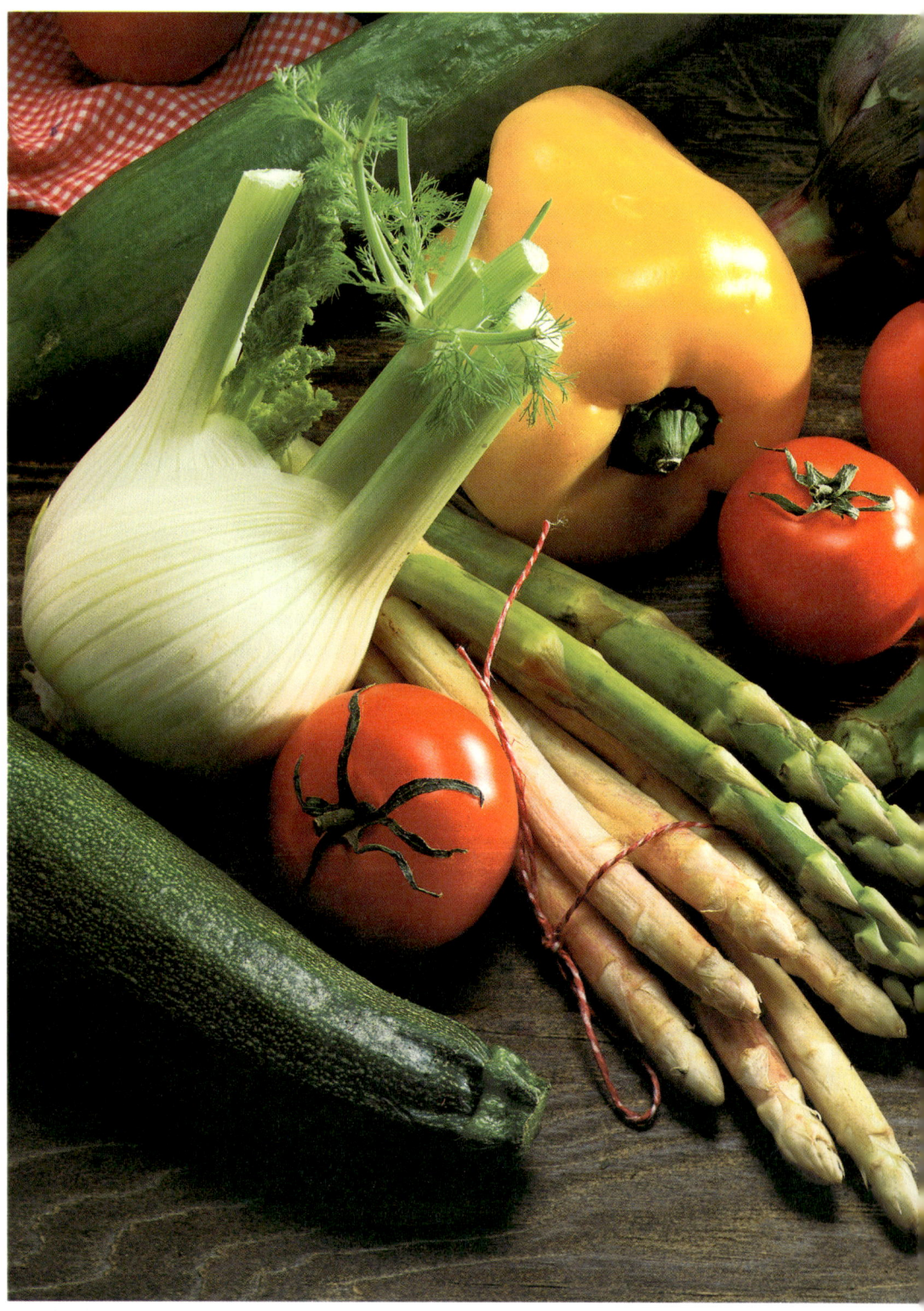

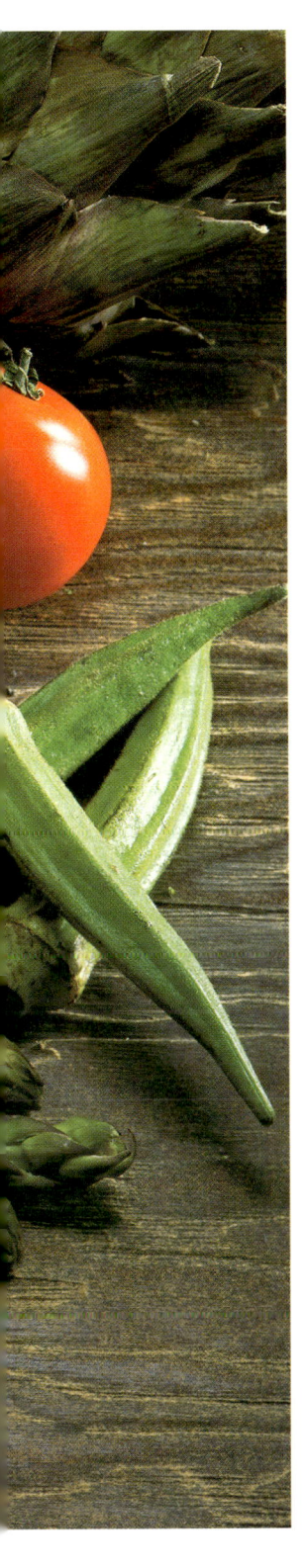

Rezepte für den ganzen Tag

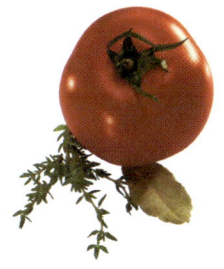

Frühstück

18

Zwischenmahlzeiten

24

Hauptgerichte

46

Desserts und Gebäck

86

Frühstück

Rosinenbrötchen

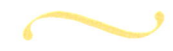

12 Brötchen
Zubereitungszeit: ca. 2 Std.
(davon ca. 30 Min. Backzeit
und ca. 1 Std. Zeit zum Gehen)

- *50 g Rosinen*
- *10 g Butter*
- *180 ml Wasser*
- *225 g Weizenvollkornmehl*
- *1 TL Salz*
- *½ P. Trockenhefe*
- *50 g gemahlene Haselnüsse*
- *50 g gehackte Mandeln*

1. Die Rosinen in ein feinmaschiges Sieb geben, kurz unter warmem Wasser abwaschen und gut abtropfen lassen.

2. Die Butter mit dem Wasser in einem kleinen Topf leicht erwärmen.

3. Das Mehl zusammen mit dem Wasser und der Butter in eine Rührschüssel geben. Das Salz und die Trockenhefe dazugeben. Alles mit den Knethaken eines Rührgerätes zu einem sehr glatten Teig verarbeiten.

4. Den Teig abgedeckt an einem warmen Ort etwa 30 Minuten gehen lassen.

5. Wenn der Teig gegangen ist, die Rosinen, die gemahlenen Nüsse und die gehackten Mandeln mit der Hand darunterkneten. Den Teig nochmals etwa 30 Minuten gehen lassen.

6. Den Backofen auf 200°C vorheizen. Aus dem Teig 12 gleichgroße Brötchen formen und auf ein mit Backpapier ausgelegtes Backblech setzen.

7. Die Brötchen auf der mittleren Schiene des Backofens 20 bis 30 Minuten backen.

27 mg HS / 130 kcal /
4 g E / 6 g F / 14 g KH

Tips

- *Dazu paßt etwas Butter oder Margarine.*
- *Sehr erfrischend ist ein Brotaufstrich aus Magerquark und etwas Konfitüre.*
- *Noch warm, frisch aus dem Ofen, schmecken die Rosinenbrötchen am besten.*

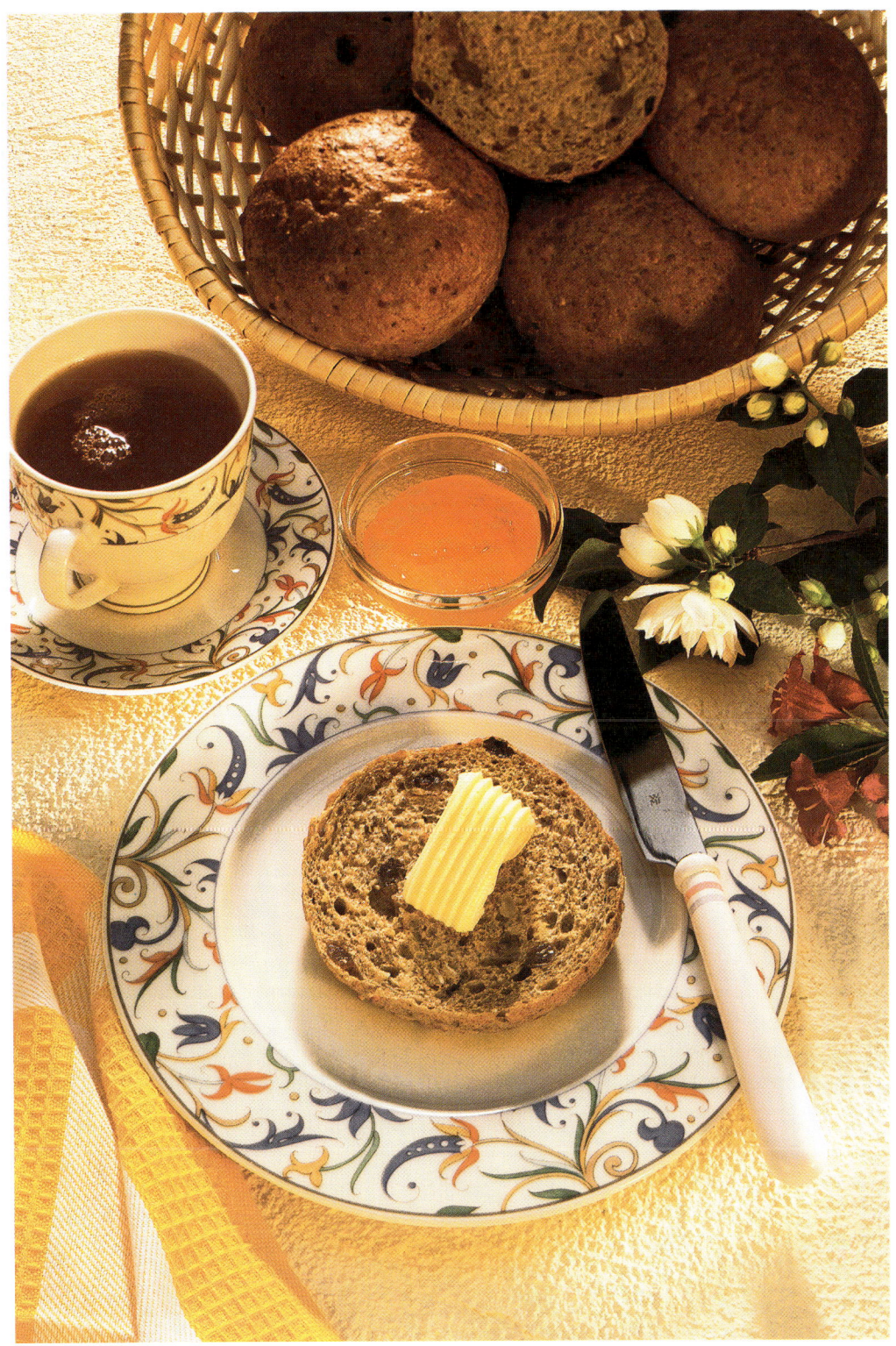

Frühstück

Bananenbrot

● ● ●

2 Portionen
Zubereitungszeit: ca. 10 Min.

- 2 Scheiben Vollkornbrot
- 100 g Frischkäse, kalorienreduziert
- 2 kleine Bananen

1. Die Vollkornbrote mit dem Frischkäse bestreichen.

2. Die Bananen schälen und in feine Scheiben schneiden. Die Bananenscheiben auf den Frischkäse legen.

47 mg HS / 230 kcal /
10 g E / 4 g F / 36 g KH

Tips

- *Statt Vollkornbrot können Sie auch 2 Vollkornbrötchen verwenden.*
- *Das Bananenbrot sollten Sie möglichst bald verzehren, da die Fruchtscheiben schnell braun werden.*
- *Wenn Sie das Brot als Pausensnack mitnehmen möchten, bestreichen Sie die Bananenscheiben mit etwas Zitronensaft und legen je eine weitere Scheibe Vollkornbrot darauf. In einer Frischhaltedose bleibt es für Stunden appetitlich.*

Variation

- *Sehr dekorativ sieht das Bananenbrot aus, wenn Sie noch etwa $1/2$ Teelöffel Schokostreusel darauf geben.*

Quarkbrötchen

● ● ●

10 Stück
Zubereitungszeit: ca. 40 Min.
(davon ca. 30 Min. Garzeit)

- *250 g Weizenvollkornmehl*
- *1 TL Backpulver*
- *1 TL Salz*
- *1 TL Honig*
- *1 Ei*
- *250 g Magerquark*
- *etwas Milch (1,5 % Fett)*

1. Den Backofen auf 200° C vorheizen. Alle Zutaten in einer großen Rührschüssel mit den Knethaken des Rührgerätes zu einem geschmeidigen Teig verkneten. Sollte er zu trocken sein, gibt man noch etwas Milch dazu.

2. Aus dem Teig 10 Brötchen formen. Sie auf ein mit Backpapier ausgelegtes Backblech setzen und im Backofen auf der mittleren Schiene in 20 bis 30 Minuten goldgelb backen.

21 mg HS / 110 kcal /
7 g E / 1 g Fett / 17 g KH

Tips

- *Dazu paßt fettarmer Käse, zum Beispiel Litedamer oder Marmelade mit Magerquark.*
- *Die noch nicht gebackenen Brötchen können Sie gut einfrieren. Sie lassen sich dann jederzeit einzeln auftauen und können, wie beschrieben, fertiggebacken werden.*

Apfelbrot mit Nüssen

• • •

2 Portionen
Zubereitungszeit: ca. 15 Min.

- *2 Scheiben Vollkornbrot*
- *2 EL Butter*
- *1 EL Mandeln*
- *1 kleiner, roter Apfel*

1. Das Vollkornbrot mit der Butter bestreichen. Die Mandeln grob hacken.

2. Den Apfel waschen und abtrocknen. Ihn anschließend vierteln und den Stielansatz sowie das Kerngehäuse entfernen. Den Apfel in schmale Spalten schneiden und auf den Butterbroten verteilen.

3. Zum Schluß die gehackten Mandeln auf die Apfelscheiben streuen und das Ganze sofort servieren.

34 mg HS / 210 kcal /
4 g E / 12 g F / 22 g KH

Tip

- *Die Schnittflächen der Apfelspalten werden schnell braun. Wenn Sie das Apfelbrot als Pausensnack mitnehmen möchten, bestreichen Sie das Obst am besten mit etwas Zitronensaft.*

Variation

- *Ersetzen Sie die Mandeln durch Macadamianüsse. Sie haben einen feinen Buttergeschmack, der gut mit dem Aroma des Apfels harmoniert.*

Apfelquark

• • •

2 Portionen
Zubereitungszeit: ca. 15 Min.

- *250 g Magerquark*
- *4 EL Milch (1,5 % Fett)*
- *2 kleine, rote Äpfel*
- *2 EL Zucker*
- *2 EL Leinsamen*

1. Den Quark in eine Schüssel geben und mit Hilfe der Milch glattrühren.

2. Die Äpfel waschen und trockentupfen. Sie anschließend vierteln und die Stielansätze sowie die Kerngehäuse entfernen. Die Apfelviertel in kleine Würfel schneiden und unter den Quark heben.

3. Den Apfelquark mit dem Zucker süßen und mit den Leinsamen bestreuen.

24 mg HS / 250 kcal /
20 g E / 4 g F / 31 g KH

Variation

- *Statt der Äpfel können Sie auch reife Birnen oder Beerenfrüchte verwenden.*

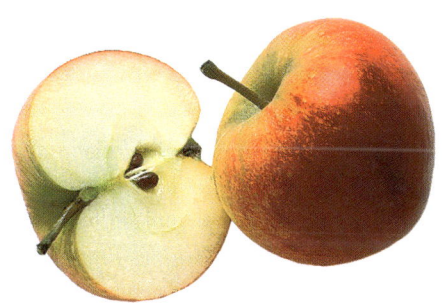

Frühstück

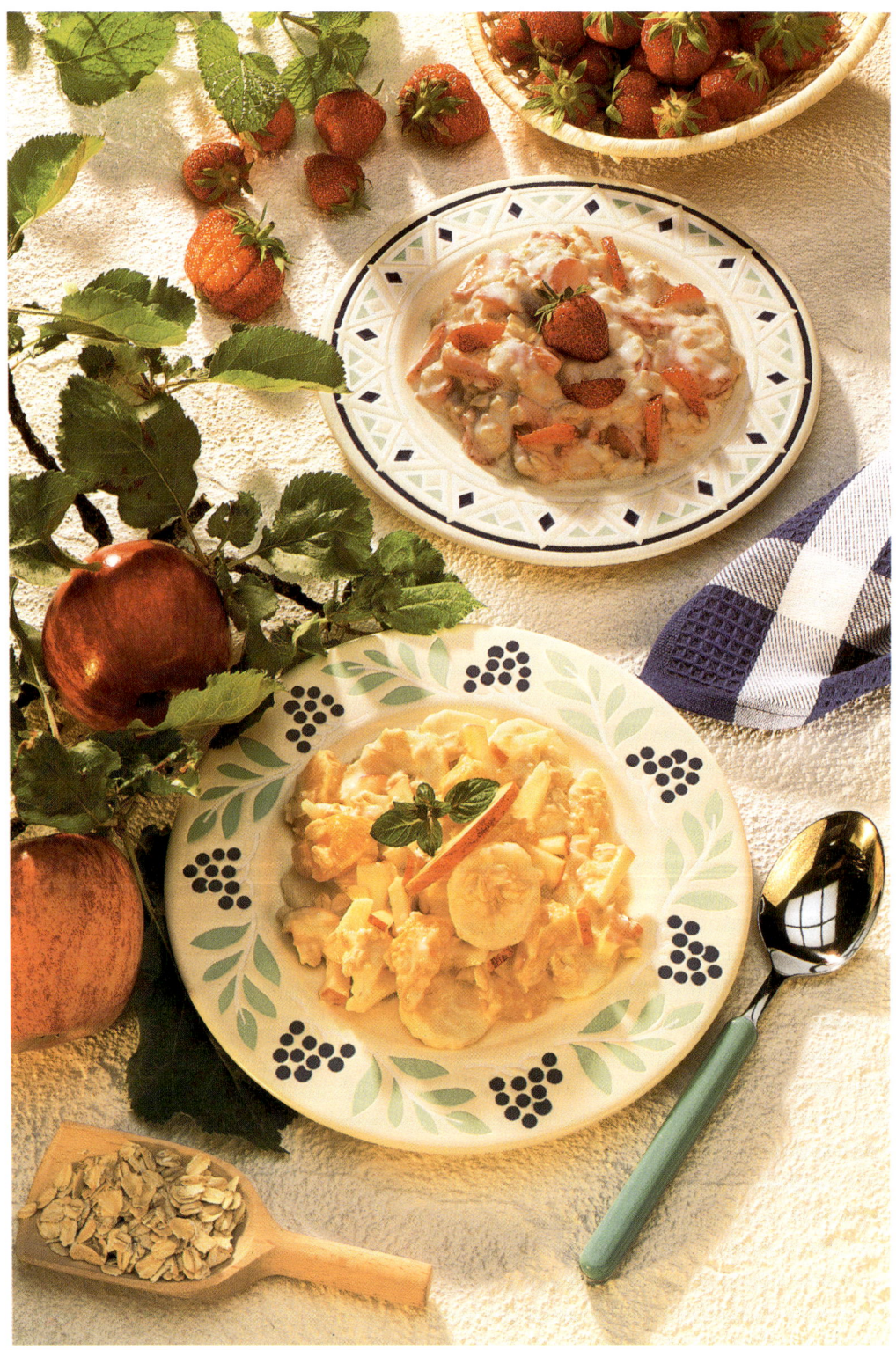

Frühstück

Müsli

2 Portionen
Zubereitungszeit: ca. 20 Min.

- *2 kleine Orangen*
- *2 kleine Bananen*
- *2 kleine, rote Äpfel*
- *2 TL Zitronensaft*
- *6 EL kernige Haferflocken*
- *300 g Joghurt (1,5 % Fett)*
- *2 TL Honig*

1. Die Orangen sorgfältig schälen, in Spalten teilen und diese kleinschneiden.

2. Die Bananen schälen, der Länge nach halbieren und in etwa 1/2 cm dicke Scheiben schneiden.

3. Die Äpfel waschen und trockentupfen. Sie anschließend vierteln, die Kerngehäuse sowie die Stielansätze entfernen, und die Apfelviertel in kleine Stücke schneiden.

4. Das Obst in eine Schüssel geben und mit dem Zitronensaft beträufeln.

5. Die Haferflocken und den Joghurt zum Obst geben und alles gut vermengen.

6. Zum Schluß das Müsli mit dem Honig süßen.

**90 mg HS / 380 kcal /
12 g E / 4 g F / 72 g KH**

Tip

- *Das Müsli eignet sich auch sehr gut als Zwischenmahlzeit. Die angegebene Menge reicht dann für etwa 4 Portionen.*

Fruchtjoghurt

2 Portionen
Zubereitungszeit: ca. 15 Min.

- *400 g Joghurt (1,5 % Fett)*
- *300 g frisches Obst der Saison*
- *4 EL kernige Haferflocken*
- *2 TL Leinsamen*
- *2 TL Zucker*

1. Den Joghurt in eine Schüssel geben. Das Obst waschen und eventuell schälen. Die Früchte dann in mundgerechte Stücke schneiden.

2. Die Obststücke zum Joghurt geben und vorsichtig darunterrühren. Die kernigen Haferflocken und den Leinsamen ebenfalls unter den Joghurt mischen.

3. Den Fruchtjoghurt mit Zucker süßen und sofort servieren.

**48 mg HS / 270 kcal /
13 g E / 4 g F / 43 g KH**

Tip

- *Beerenfrüchte, wie Himbeeren und Heidelbeeren, schmecken sehr gut in diesem Joghurt*

Variation

- *Besonders fein schmeckt der Fruchtjoghurt, wenn Sie zum Süßen Vanillezucker verwenden.*

Zwischenmahlzeiten

Käsestangen mit Kümmel

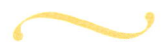

10 Stangen
Zubereitungszeit: ca. 1 Std. 20 Min.
(davon ca. 20 Min. Backzeit
und ca. 40 Min. Zeit zum Gehen)

Für den Teig
- 150 ml Milch (1,5 % Fett)
- 250 g Weizenvollkornmehl
- 1 P. Trockenhefe
- 2 1/2 EL weiche Butter
- 50 g geriebener Käse (z. B. Gouda oder Emmentaler)
- 1/2 TL Salz
- 1/2 TL schwarzer Pfeffer
- 1 TL Kümmelkörner

Zum Bestreichen
- 1 Eigelb
- 2 EL Milch (1,5 % Fett)

Tip
- *Die noch nicht gebackenen Käsestangen eignen sich gut zum Einfrieren. Nach dem Auftauen können Sie sie, wie beschrieben, fertigbacken.*

Variation
- *Ersetzen Sie den Kümmel durch Sesam- oder Mohnsamen. Die Käsestangen schmecken dann etwas milder.*

1. Die Milch in einem kleinen Topf leicht erwärmen. Das Weizenvollkornmehl zusammen mit der Trockenhefe in eine Rührschüssel geben. Die lauwarme Milch und die Butter dazugeben. Etwa 2/3 des geriebenen Käses, das Salz, den Pfeffer und die Kümmelkörner ebenfalls in die Schüssel geben. Das Ganze mit den Knethaken des Rührgerätes zu einem glatten Teig verkneten.

2. Den Teig zugedeckt an einem warmen Ort etwa 30 Minuten gehen lassen. Das Volumen sollte sich fast verdoppeln.

3. Nachdem der Teig gegangen ist, ihn nochmals durchkneten. Den Backofen auf 200° C vorheizen.

4. Aus dem Teig 10 Stangen formen und auf ein mit Backpapier ausgelegtes Backblech legen.

5. Zum Bestreichen das Eigelb mit der Milch verquirlen und die Teigstangen damit bepinseln. Nun die Stangen mit dem restlichen Käse bestreuen und nochmals etwa 10 Minuten gehen lassen.

6. Die Käsestangen im Backofen auf der mittleren Schiene etwa 20 Minuten goldgelb backen.

29 mg HS / 130 kcal /
5 g E / 4 g F / 16 g KH

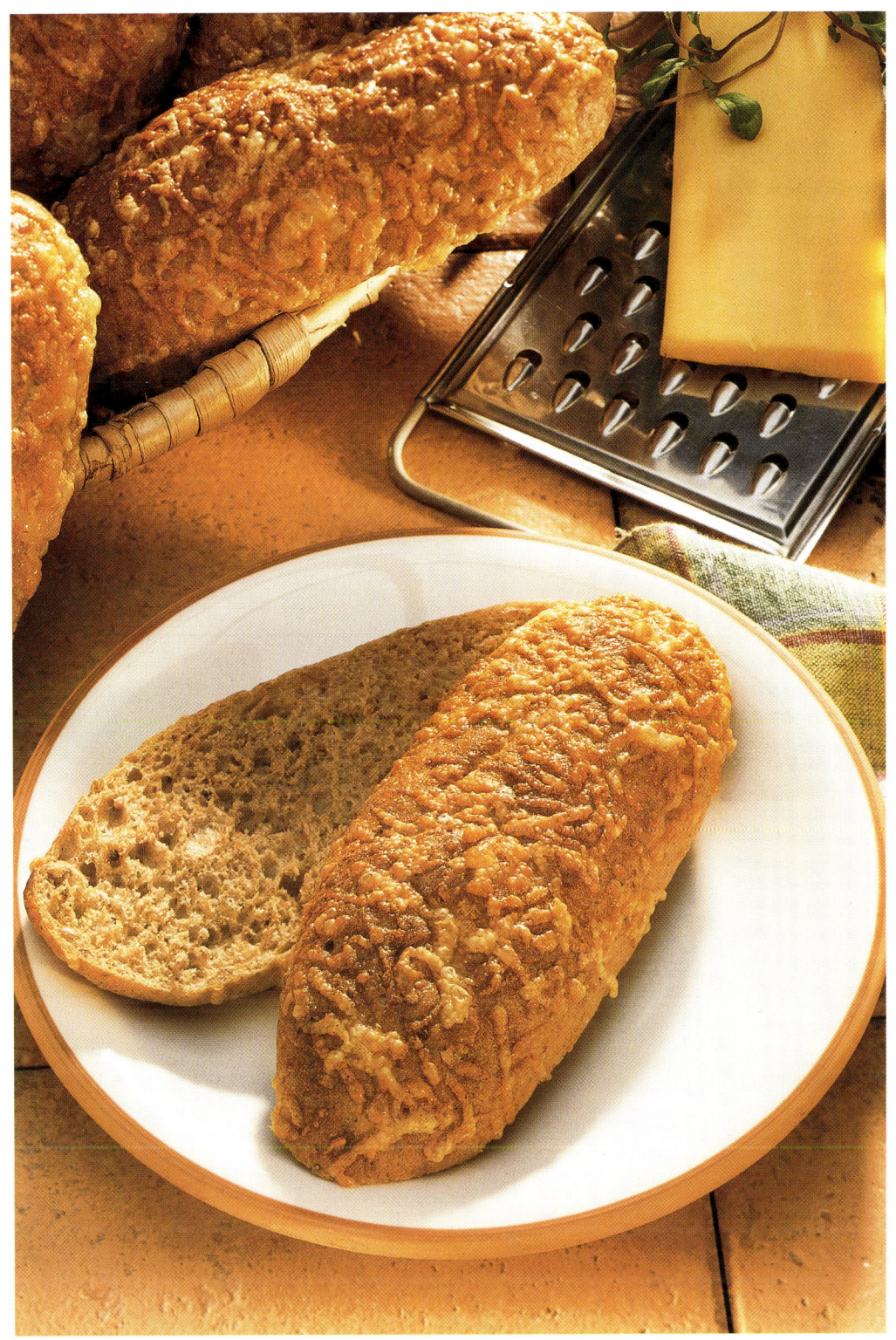

Zwischenmahlzeiten

Pumpernickel mit Frischkäse

2 Portionen
Zubereitungszeit: ca. 15 Min.

- 2 Scheiben Pumpernickel
- 50 g Frischkäse, kalorienreduziert
- 6 Radieschen
- ¼ Bund Schnittlauch

1. Das Brot mit dem Frischkäse bestreichen.

2. Die Radieschen putzen, waschen, trockentupfen und in dünne Scheiben schneiden. Mit den Radieschenscheiben die Brote belegen.

3. Den Schnittlauch waschen und trockentupfen. Ihn anschließend in feine Ringe schneiden und auf den Brotscheiben verteilen.

27 mg HS / 110 kcal /
6 g E / 2 g F / 16 g KH

Variation

- Verwenden Sie zur Abwechslung doch Knoblauch- oder Paprikafrischkäse. Das Brot schmeckt dann noch würziger.

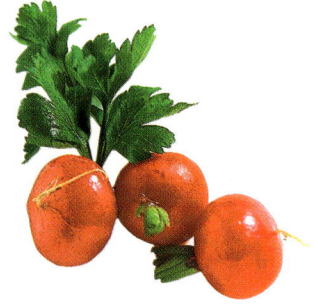

Schnittlauchbrot

2 Portionen
Zubereitungszeit: ca. 20 Min.

- 2 Eier
- 2 Scheiben Vollkornbrot
- 2 EL Butter
- ½ Bund Schnittlauch

1. Reichlich Wasser in einem kleinen Topf zum Kochen bringen. Die Eier anstechen, ins kochende Wasser geben und in etwa 10 Minuten hartkochen. Sie anschließend mit kaltem Wasser abschrecken.

2. Die Brotscheiben mit der Butter bestreichen. Den Schnittlauch waschen, trockentupfen und in feine Ringe schneiden. Die Schnittlauchringe auf die Butterbrote streuen.

3. Die Eier pellen und in Scheiben schneiden. Die Eierscheiben auf den Schnittlauchbroten verteilen.

30 mg HS / 240 kcal /
10 g E / 15 g F / 17 g KH

Tip

- Wenn Sie einen erhöhten Cholesterinspiegel haben, können Sie anstelle der Eier auch Tomaten- oder Salatgurkenscheiben verwenden.

Knäckebrot mit Hüttenkäse

• • •

2 Portionen
Zubereitungszeit: ca. 15 Min.

- 4 Scheiben Knäckebrot
- 200 g Hüttenkäse
- 200 g Salatgurke

1. Die Scheiben Knäckebrot mit dem Hüttenkäse bestreichen.

2. Die Salatgurke waschen, eventuell schälen und in dünne Scheiben schneiden. Die Gurkenscheiben auf den mit Hüttenkäse bestrichenen Knäckebrotscheiben verteilen.

24 mg HS / 190 kcal /
15 g E / 5 g F / 19 g KH

Variationen

• Noch würziger wird dieses Brot, wenn Sie etwas edelsüßes Paprikapulver auf den Hüttenkäse streuen.
• Dieser Snack eignet sich auch gut für Ihre Party. Verwenden Sie anstelle des Knäckebrots kleine, runde Kräcker, legen je eine Salatgurkenscheibe darauf und verzieren Sie die Häppchen mit je einem Klecks Hüttenkäse.

Orangenbuttermilch

• • •

2 Portionen
Zubereitungszeit: ca. 5 Min.

- ¼ l Buttermilch
- ¼ l Orangensaft
- 1 EL Zucker

1. Die Buttermilch in ein hohes Gefäß geben und mit dem Orangensaft gut verrühren.

2. Die Buttermilch mit dem Zucker süßen und in Longdrinkgläser füllen.

27 mg HS / 130 kcal /
5 g E / 1 g F / 24 g KH

Tip

• Sehr hübsch sieht der Drink aus, wenn Sie eine dünne Orangenscheibe dekorativ an den Glasrand stecken.

Variationen

• Verwenden Sie anstelle des Haushaltszuckers dieselbe Menge Vanillinzucker.
• Mit einem Schuß Zitronensaft schmeckt die Orangenbuttermilch noch erfrischender.

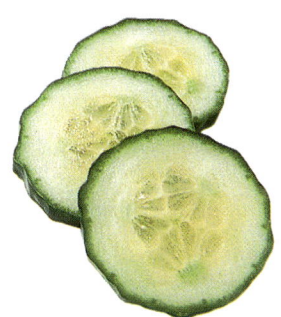

Zwischenmahlzeiten

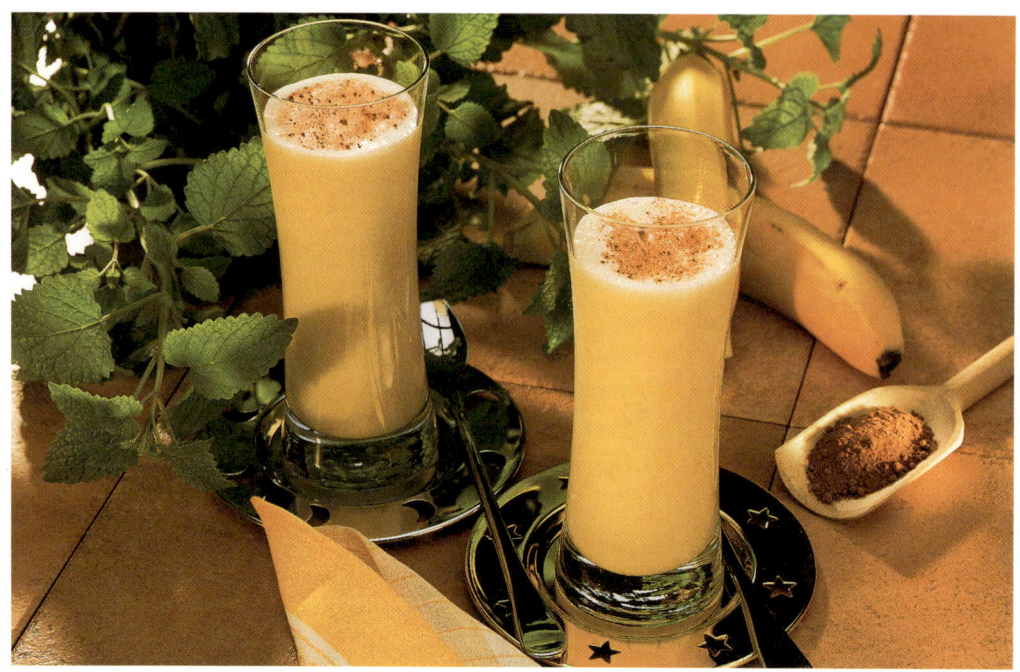

Bananenshake

• • •

2 Portionen
Zubereitungszeit: ca. 10 Min.

- 1 große Banane
- 1/2 l Milch (1,5 % Fett)
- 2 EL Vanilleeis

Tips
- Sie können den Drink mit einer Bananenscheibe dekorieren, die Sie auf den Glasrand stecken.
- Oder Sie streuen etwas Kakaopulver auf den Shake.

1. Die Banane schälen und in Stücke schneiden.

2. Die Bananenstücke mit der Milch und dem Vanilleeis in einen hohen Becher füllen und das Ganze pürieren.

3. Den Bananenshake in hohe Longdrinkgläser füllen und sofort servieren.

18 mg HS / 230 kcal /
10 g E / 9 g F / 24 g KH

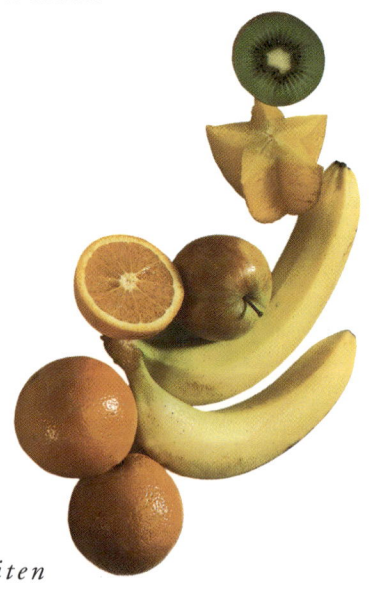

Zwischenmahlzeiten

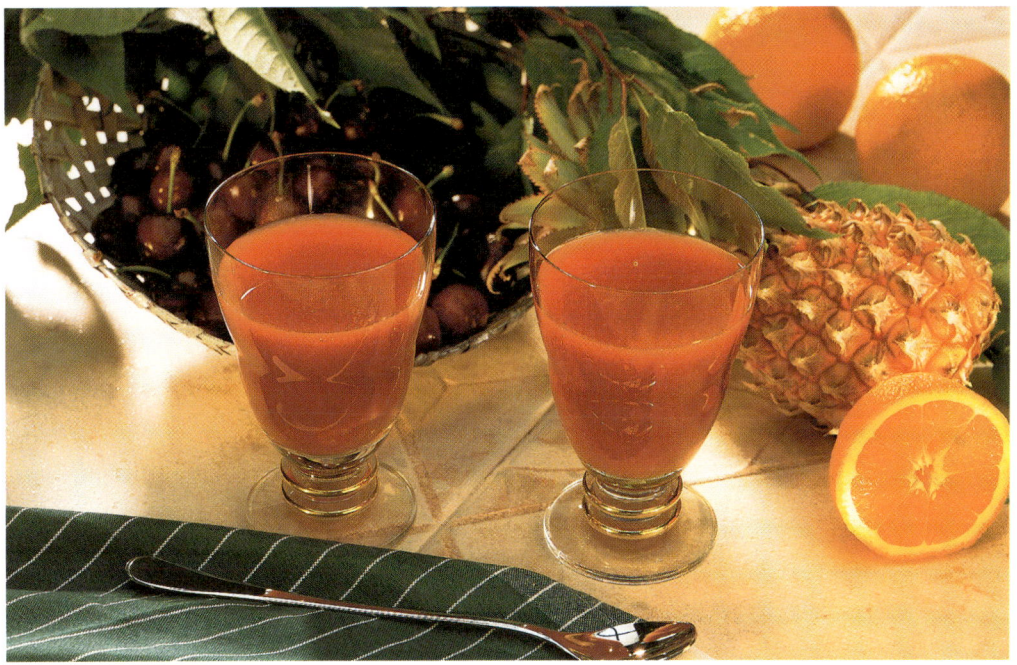

Fruchtdrink

• • •

2 Portionen
Zubereitungszeit: ca. 5 Min.

- $1/8$ l Kirschsaft
- $1/8$ l Orangensaft
- $1/8$ l Ananassaft
- $1/8$ l Mineralwasser

1. Den Kirschsaft zusammen mit dem Orangen- und dem Ananassaft in einen Krug füllen.

2. Den Fruchtsaft mit dem Mineralwasser verdünnen und alles gut umrühren.

48 mg HS / 230 kcal /
2 g E / 0 g F / 51 g KH

Tip

- *Servieren Sie diesen Drink gut gekühlt mit Eiswürfeln.*

Variation

- *Mit einem Schuß Kokosnußsirup schmeckt dieses Getränk so richtig exotisch.*

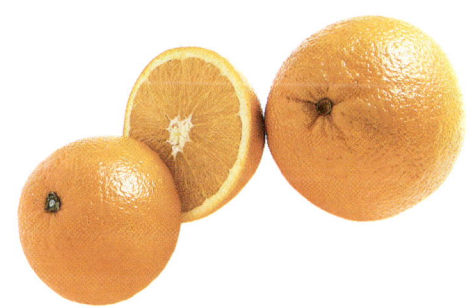

Zwischenmahlzeiten

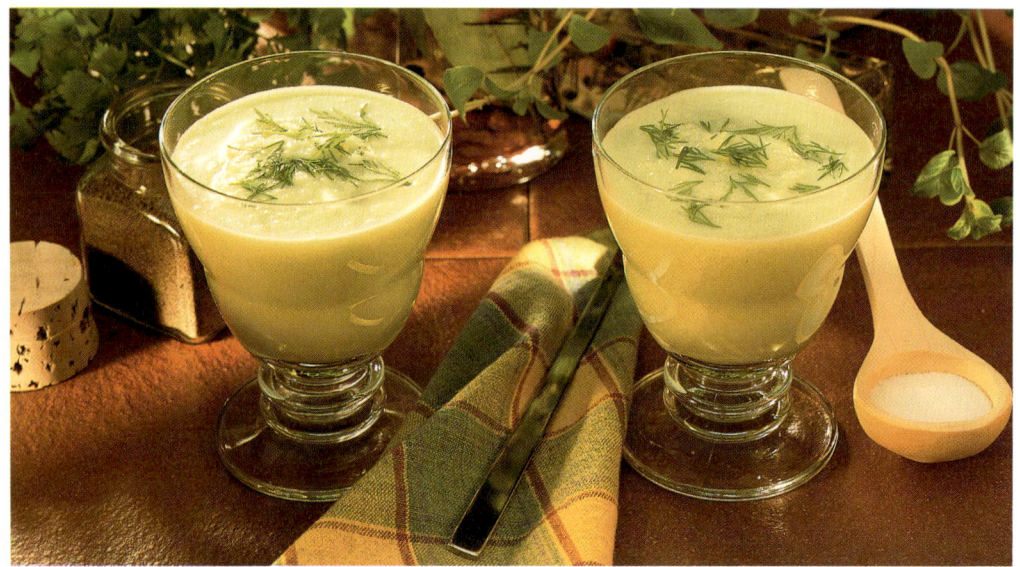

Gurkendrink

• • •

2 Portionen
Zubereitungszeit: ca. 20 Min.

- 1 große Salatgurke
- 2 EL süße Sahne
- 1 TL Salz
- 1 Msp. schwarzer Pfeffer
- 3 Zweige Dill
- 6 Eiswürfel

1. Die Salatgurke waschen, trockentupfen und der Länge nach halbieren. Mit einem Teelöffel die Kerne entfernen und die Gurke in etwa 1 cm dicke Stücke schneiden.

2. Die Gurkenstücke in einen elektrischen Entsafter geben oder pürieren.

3. Unter den Gurkensaft die süße Sahne mischen und das Ganze mit Salz und Pfeffer würzen.

4. Den Dill waschen, trockentupfen und dann fein hacken.

5. Zum Schluß den Gurkendrink in hohe Gläser füllen, mit dem Dill bestreuen und mit den Eiswürfeln servieren.

20 mg HS / 70 kcal /
2 g E / 5 g F / 5 g KH

Tip

- *Zum Garnieren eignen sich Zitronenmelisseblättchen und Gurkenscheiben.*

Variationen

- *Den Gurkendrink können Sie noch pikanter machen, indem Sie 1/2 geschälte Zwiebel sowie 1/2 geschälte Knoblauchzehe pürieren und dann zur Gurken-Sahne-Mischung geben.*
- *Ersetzen Sie die Sahne durch fettarme Dickmilch und fügen Sie noch einen Eßlöffel Kräuterfrischkäse hinzu.*

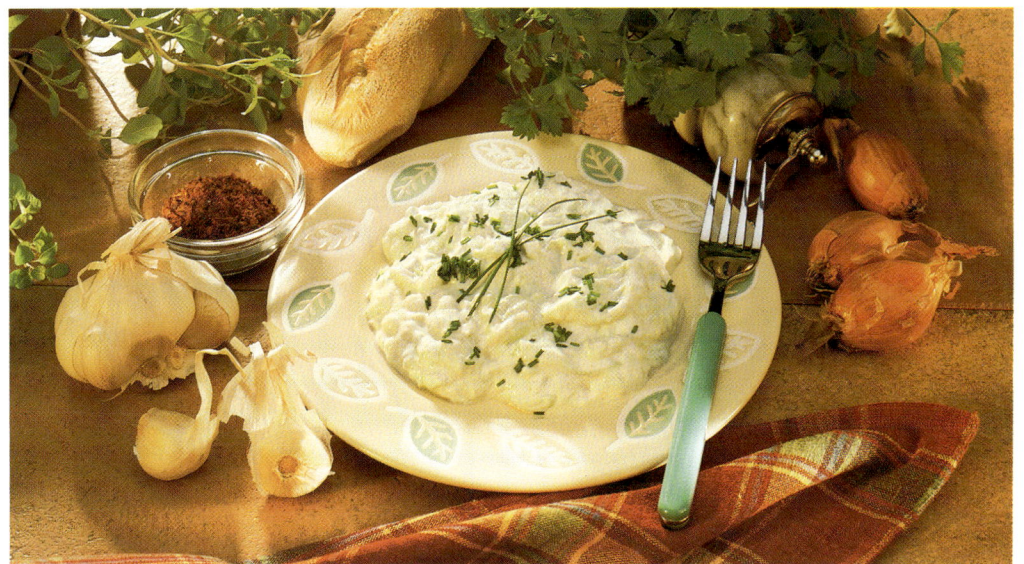

Tsatsiki

• • •

2 Portionen
Zubereitungszeit: ca. 20 Min.

- 150 g Magerquark
- 1 EL saure Sahne
- ¼ Salatgurke
- 1 kleine Zwiebel
- 1 Knoblauchzehe
- 2 EL Zitronensaft
- 1 Prise Salz
- 1 Msp. Paprikapulver, edelsüß
- 1 Prise schwarzer Pfeffer
- 4–6 Schnittlauchhalme

1. Den Quark in eine Schüssel geben und mit der sauren Sahne verrühren.

2. Die Salatgurke waschen, schälen und grob raspeln.

3. Die Zwiebel schälen und in kleine Würfel schneiden. Die Knoblauchzehe schälen und sehr fein hacken.

4. Gurken- und Zwiebelwürfel sowie den Knoblauch unter den Quark mischen.

5. Den Zitronensaft mit dem Quark verrühren und das Ganze mit dem Salz, dem Paprikapulver sowie mit dem Pfeffer nach Belieben würzen.

6. Den Schnittlauch waschen, trockentupfen und in feine Ringe schneiden. Zum Servieren den Quark mit den Schnittlauchringen garnieren.

10 mg HS / 90 kcal /
11 g E / 1 g F / 8 g KH

Tips

- Tsatsiki paßt besonders gut zu Pellkartoffeln oder zu frischem Brot.
- Wenn Sie ein Knoblauchfan sind, können Sie auch noch eine weitere feingehackte Zehe unter den Quark mischen.

Quarkvariationen

2 Portionen
Zubereitungszeit: ca. 20 Min.

- 2 kleine Salatblätter
- 500 g Magerquark
- 1/8 l Milch (1,5 % Fett)
- Salz
- schwarzer Pfeffer
- 1/4 Bund Petersilie
- 1/2 TL Paprikapulver, edelsüß
- 1/2 TL Currypulver
- 2 Radieschen

1. Die Salatblätter waschen und trockentupfen. Den Quark und die Milch mit einem Schneebesen in einer Rührschüssel zu einer cremigen Masse verquirlen.

2. Die Masse danach mit etwas Salz und Pfeffer pikant abschmecken und gleichmäßig auf 3 Schüsseln verteilen.

3. In der Zwischenzeit die Petersilie waschen, trockentupfen und die dickeren Stiele entfernen. Die Blätter und die dünnen Stiele fein hacken.

4. Den Quark der ersten Schüssel mit Paprikapulver würzen, den zweiten mit dem Currypulver abschmecken und zu dem dritten die gehackte Petersilie geben. Wichtig ist dabei, daß die Gewürze und Kräuter mit einem Schneebesen sorgfältig unter den Quark gerührt werden.

5. In 2 Schälchen jeweils 1 Salatblatt legen. Den Kräuterquark in einen Spritzbeutel mit Sterntülle füllen und jeweils eine schöne Rosette auf den Salat spritzen. Mit den anderen Quarksorten ebenso verfahren. Bei jedem Wechsel den Spritzbeutel mit klarem Wasser ausspülen.

6. Die Radieschen waschen, putzen und in dünne Scheiben schneiden. Die Quarkrosetten in den Schälchen jeweils mit einigen Radieschenscheiben garnieren.

2 mg HS / 220 kcal /
36 g E / 1 g F / 13 g KH

Tip

- Wenn Sie keinen Spritzbeutel besitzen, können Sie auch mit einem Eisportionierer Kugeln aus dem Quark ausstechen.

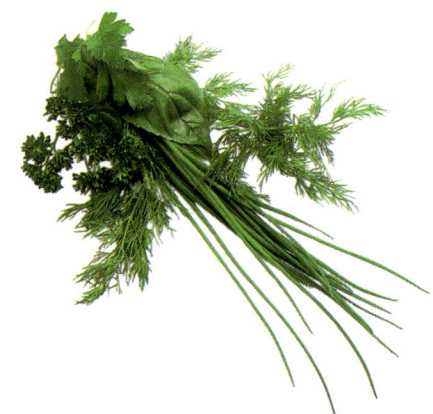

Marinierter Mozzarella

2 Portionen
Zubereitungszeit: ca. 30 Min.
Zeit zum Durchziehen: über Nacht

- *125 g Mozzarella*
- *1 Zweig Basilikum*
- *3 EL Olivenöl*
- *1 TL Balsamessig (Aceto Balsamico)*
- *½ TL Salz*
- *1 Prise schwarzer Pfeffer*
- *2 Tomaten*
- *½ kleine Salatgurke*
- *½ TL Kräutersalz*

1. Den Mozzarella in dünne Scheiben schneiden. Das Basilikum waschen und trockentupfen. Die Blättchen in kleine Stücke zupfen.

2. Das Öl mit dem Essig, dem Salz, dem Pfeffer und dem Basilikum verrühren. Mit einem Pinsel den Boden einer kleinen Schüssel mit der Ölmarinade bestreichen.

3. Eine Schicht Mozzarellascheiben darauf legen und mit der Ölmarinade bepinseln. Diesen Vorgang so lange wiederholen, bis der ganze Käse verbraucht ist. Den Käse im Kühlschrank über Nacht durchziehen lassen.

4. Kurz vor dem Servieren die Tomaten waschen, trockentupfen und den Stielansatz entfernen. Sie anschließend in Scheiben schneiden und auf zwei Teller verteilen.

5. Die Salatgurke waschen, trockentupfen und bei Bedarf schälen. Die Gurke auch in Scheiben schneiden und neben den Tomaten anrichten.

6. Den marinierten Mozzarella aus dem Kühlschrank nehmen und ebenfalls auf den Tellern anrichten. Zum Schluß die Tomaten- und die Gurkenscheiben mit dem Kräutersalz würzen.

19 mg HS / 310 kcal /
13 g E / 28 g F / 3 g KH

Tips

- *Dazu paßt Knäckebrot mit wenig Butter.*
- *Sehr schön sieht es aus, wenn Sie die Mozzarella-, Tomaten- und Gurkenscheiben fächerartig auf die Teller legen und das Ganze zum Schluß noch einmal mit Basilikumblättchen garnieren.*

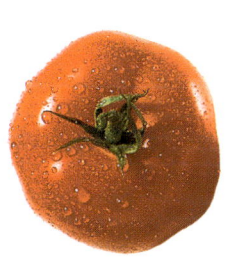
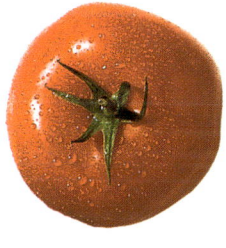

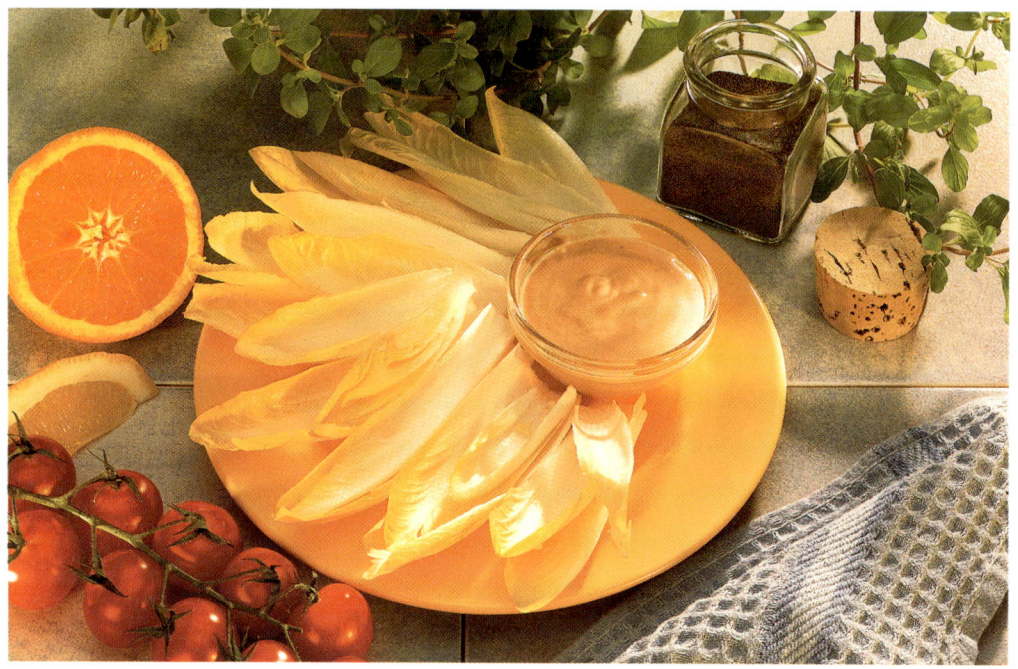

Chicorée mit Dip

• • •

2 Portionen
Zubereitungszeit: ca. 30 Min.

- 2 Chicorée
- 4 EL Mayonnaise
- 1 EL Tomatenketchup
- 1 EL Orangensaft
- 1 TL Zitronensaft
- 1 Msp. Salz
- 1 Msp. schwarzer Pfeffer
- 1/2 TL Meerrettichpaste

1. Den Chicorée der Länge nach halbieren und den bitteren Strunk entfernen. Anschließend die Blätter in ein Salatsieb geben, gut waschen und dann abtropfen lassen.

2. Für den Dip die Mayonnaise zusammen mit dem Tomatenketchup in eine Schüssel geben. Den Orangen- sowie den Zitronensaft dazugeben und alles mit einem Schneebesen gut verrühren.

3. Den Dip mit Salz und Pfeffer würzen. Zum Schluß den Meerrettich darunterrühren.

25 mg HS / 120 kcal / 2g E / 9 g F / 7 g KH

Tip

- Der Chicorée mit Dip ist eine gute Alternative für Chips und andere Knabbereien abends vor dem Fernseher.

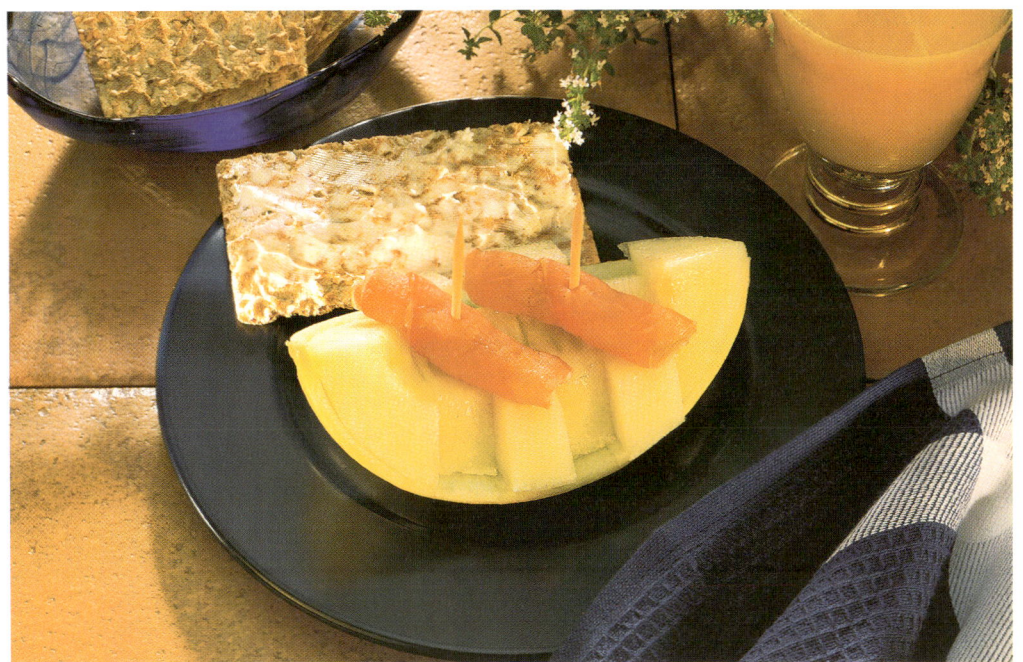

Lachsschinken mit Honigmelone

• • •

2 Portionen
Zubereitungszeit: ca. 10 Min.

- 4 Scheiben Knäckebrot
- 20 g Butter
- ½ Honigmelone
- 4 Scheiben Lachsschinken

1. Die Knäckebrotscheiben mit der Butter bestreichen. Die Kerne aus der halben Honigmelone entfernen. Die Fruchthälfte noch einmal halbieren.

2. Je 2 Scheiben Lachsschinken zu Röllchen formen und mit einem Zahnstocher auf die Melonenschiffchen stecken.

3. Das gebutterte Knäckebrot zusammen mit den Melonenschiffchen auf 2 Teller verteilen und sofort servieren.

81 mg HS / 210 kcal / 8 g E / 10 g F / 21 g KH

Tip

- *Am besten eignet sich das würzige Sesamknäckebrot dazu.*

Variation

- *Wenn Sie gerne Fisch essen, können Sie den Schinken auch durch echten Räucherlachs ersetzen.*

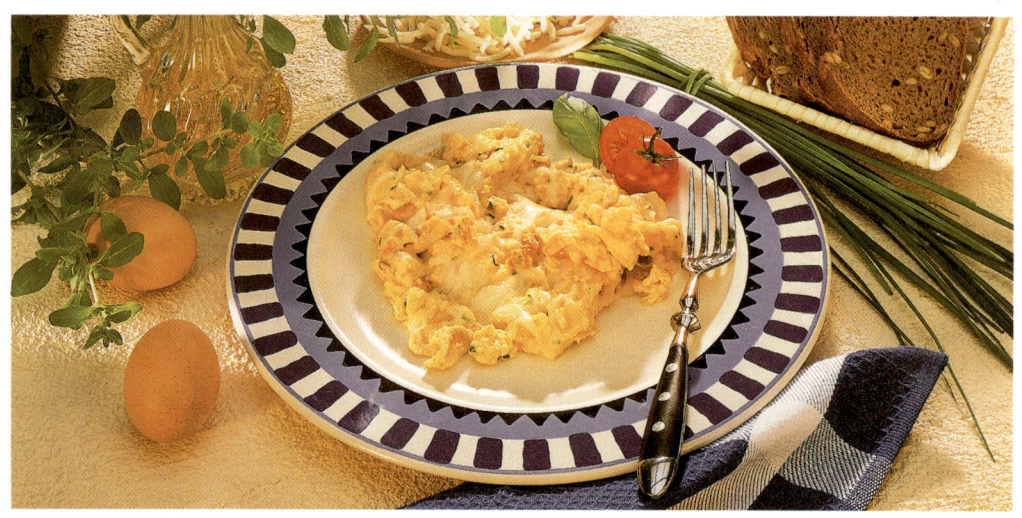

Kräuterrührei mit Käse

• • •

2 Portionen
Zubereitungszeit: ca. 20 Min.

- 2 Eier
- 2 Schuß Mineralwasser
- 4–6 Halme Schnittlauch
- 1 Msp. Salz
- 1 Msp. schwarzer Pfeffer
- 2 TL Olivenöl
- 2 EL geriebener Käse (z. B. Gouda oder Emmentaler)

1. Die Eier mit dem Mineralwasser gut verquirlen. Den Schnittlauch waschen, abtupfen und in feine Ringe schneiden.

2. Das Salz, den Pfeffer sowie den Schnittlauch unter die verquirlten Eier rühren.

3. Das Öl in der Pfanne erhitzen und die Eiermasse hineingeben. Während das Ei stockt, es immer wieder mit einem Pfannenwender umrühren.

4. Zum Schluß den geriebenen Käse auf die gestockten Eier geben und kurz verlaufen lassen. Das Kräuterrührei sofort servieren.

8 mg HS / 300 kcal / 17 g E / 25 g F / 1 g KH

Tip

- *Dazu paßt Feldsalat mit einer pikanten Essig-Öl-Marinade und Walnußbrot.*

Variation

- *Noch würziger schmeckt das Kräuterrührei, wenn Sie noch 2 Teelöffel kleingehackten Rucola zusammen mit dem Schnittlauch darunterrühren.*

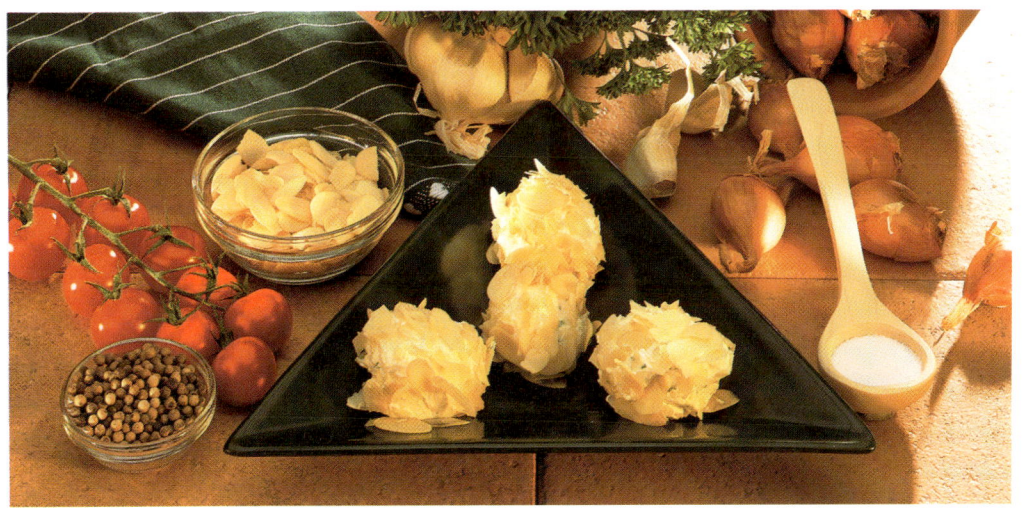

Käsekugeln

• • •

2 Portionen
Zubereitungszeit: ca. 20 Min.

- 200 g Doppelrahmfrischkäse
- 1/2 TL Crème fraîche
- 1 Schalotte
- 1 kleine Knoblauchzehe
- 1/2 Bund Petersilie
- 1 Msp. Salz
- 1 Msp. weißer Pfeffer
- 2 EL Mandelblättchen

1. Den Frischkäse und die Crème fraîche in eine Schüssel geben und beides zu einer cremigen Masse verrühren.

2. Die Schalotte schälen, fein hacken und unter den Käse mischen. Die Knoblauchzehe schälen und durch eine Presse zum Käse drücken.

3. Die Petersilie waschen, trockentupfen und die dickeren Stiele entfernen. Die Blätter und die dünnen Stiele fein hacken. Die gehackte Petersilie unter die Käsemasse rühren und das Ganze mit Salz und Pfeffer würzen.

4. Aus der Käsemasse mit angefeuchteten Händen kastaniengroße Kugeln formen.

5. Die Käsekugeln vorsichtig in den Mandelblättchen wälzen und auf eine Platte setzen.

7 mg HS / 400 kcal /
13 g E / 37 g F / 4 g KH

Tips

• *Dazu paßt Stangenweißbrot oder ein fruchtiger Tomatensalat.*
• *Die Käsekugeln eignen sich auch sehr gut für das Partybuffet.*

Käse-Schinken-Salat

2 Portionen
Zubereitungszeit: ca. 30 Min.

Für den Salat
- *1 Scheibe gekochter Schinken*
- *2 Scheiben Edamer*
- *1 Apfel*

Für die Sauce
- *2 Zweige Petersilie*
- *2 Halme Schnittlauch*
- *1/2 Becher Joghurt (1,5 % Fett)*
- *1 Prise schwarzer Pfeffer*
- *1 EL Zitronensaft*

1. Den gekochten Schinken in schmale Streifen schneiden. Den Edamer von der Rinde befreien und ebenfalls in schmale Streifen schneiden.

2. Den Apfel waschen und trockentupfen. Ihn anschließend schälen, vierteln und das Kerngehäuse entfernen. Das Fruchtfleisch in kleine Würfel schneiden.

3. Die Schinken- und Käsestreifen zusammen mit den Apfelwürfeln in eine Rührschüssel geben.

4. Für die Sauce die Kräuter waschen und trockentupfen. Von der Petersilie die dickeren Stiele entfernen und die Blätter sowie die dünneren Stiele fein hacken. Den Schnittlauch in feine Ringe schneiden.

5. Anschließend den Joghurt mit den Kräutern, dem Pfeffer und dem Zitronensaft in einer kleinen Schüssel verrühren.

6. Die Joghurtsauce auf die Schinken- und Käsestreifen gießen und alle Zutaten gut vermengen.

52 mg HS / 160 kcal /
15 g E / 6 g F / 10 g KH

Tip

- *Dazu paßt Vollkornbrot mit etwas Butter.*

Variationen

- *Besonders frisch und knackig schmeckt dieser Salat, wenn Sie noch 1 kleingewürfelte Tomate und 1/2 in Ringe geschnittene Zwiebel hinzufügen.*
- *Auch Putenschinken eignet sich gut für diesen Salat.*

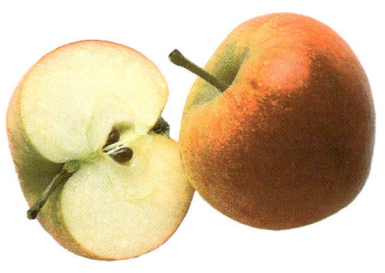

Gefüllte Champignons

2 Portionen
Zubereitungszeit: ca. 30 Min.

- *4 große, frische Champignons*
- *2 Zweige Petersilie*
- *50 g Frischkäse, kalorienreduziert*
- *1 Prise Salz*
- *1 Msp. schwarzer Pfeffer*
- *1 TL Butter*
- *¼ Schälchen Kresse*

1. Den Backofen auf 200° C vorheizen. Die Champignons mit einem Pinsel putzen und ganz kurz unter fließendem Wasser abwaschen. Sie anschließend trockentupfen und die Stiele herausdrehen.

2. Die Petersilie waschen, trockentupfen und die dickeren Stiele entfernen. Die Blätter und die dünnen Stiele fein hacken.

3. Den Frischkäse mit dem Salz, dem Pfeffer und der gehackten Petersilie in eine Schüssel geben.

4. Die Champignonstiele in einer hohen Schüssel pürieren und zu dem Frischkäse geben. Alle Zutaten zu einer cremigen Masse verrühren.

5. Eine feuerfeste Auflaufform (etwa 26 cm ø) mit der Butter einfetten. Die Champignonköpfe mit der Frischkäsecreme füllen und in die Auflaufform setzen.

6. Das Ganze im Backofen auf der mittleren Schiene etwa 6 Minuten backen.

7. Währenddessen die Kresseblätter abschneiden, waschen und trockentupfen. Sie zum Schluß auf die gebackenen, gefüllten Champignons streuen.

32 mg HS / 60 kcal /
5 g E / 4 g F / 1 g KH

Tips

- *Dazu paßt grüner Salat mit einem würzigen Joghurtdressing oder Leinsamenbrot mit etwas Butter.*
- *Die gefüllten Champignons eignen sich auch sehr gut als Vorspeise für 4 Personen.*

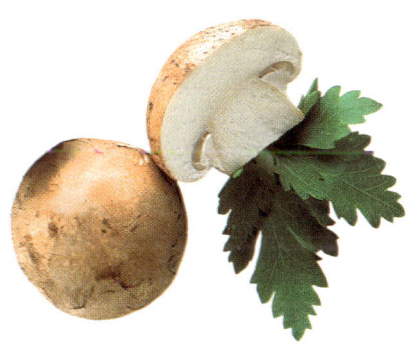

Paprika im Blätterteig

2 Portionen
Zubereitungszeit: ca. 50 Min.
(davon ca. 25 Min. Backzeit)

- *2 Scheiben TK-Blätterteig*
- *1 kleine, rote Paprikaschote*
- *1 EL Olivenöl*
- *1 Prise Salz*
- *1 Prise schwarzer Pfeffer*
- *50 g Frischkäse, kalorienreduziert*
- *1 Eigelb*
- *4 Schnittlauchhalme*

1. Den Backofen auf 200° C vorheizen. Die Blätterteigplatten nebeneinander auftauen lassen.

2. Die Paprikaschote der Länge nach aufschneiden und den Stielansatz, die Kerne sowie die weißen Rippen entfernen. Anschließend das Fruchtfleisch waschen und trockentupfen und in kleine Würfel schneiden.

3. Das Öl in einer kleinen Pfanne erhitzen und die Paprikawürfel darin gardünsten. Sie anschließend mit Salz sowie Pfeffer würzen und beiseite stellen.

4. Die Blätterteigplatten jeweils etwas ausrollen. Die Paprikawürfel in einer Schüssel mit dem Frischkäse vermengen.

5. Die Paprika-Käse-Masse auf den beiden Blätterteigscheiben verteilen, dabei einen schmalen Rand frei lassen. Diesen mit Wasser bestreichen. Die Blätterteigscheiben von der kurzen Seite her aufrollen und die Ränder gut zusammendrücken.

6. Den Schnittlauch waschen und trockentupfen. Die Enden der Blätterteigtaschen mit dem Schnittlauch wie ein Bonbon verknoten. Das Eigelb verquirlen und die Taschen damit bestreichen.

7. Die Blätterteigtaschen auf ein mit Backpapier ausgelegtes Backblech legen und im Backofen auf der mittleren Schiene in 20 bis 30 Minuten goldgelb backen.

18 mg HS / 310 kcal /
8 g E / 22 g F / 20 g KH

Tips

- *Dazu paßt ein gemischter Blattsalat mit einem würzigen Senfdressing.*
- *Die Blätterteigtaschen eignen sich auch als Hauptmahlzeit. 2 Taschen pro Person sind dabei ausreichend.*
- *Wenn Sie Gäste bekommen, sind die Blätterteigtaschen eine ideale Vorspeise.*

Variation

- *Gut schmeckt es auch, wenn Sie noch 1 bis 2 Eßlöffel Mais zur Füllung geben.*

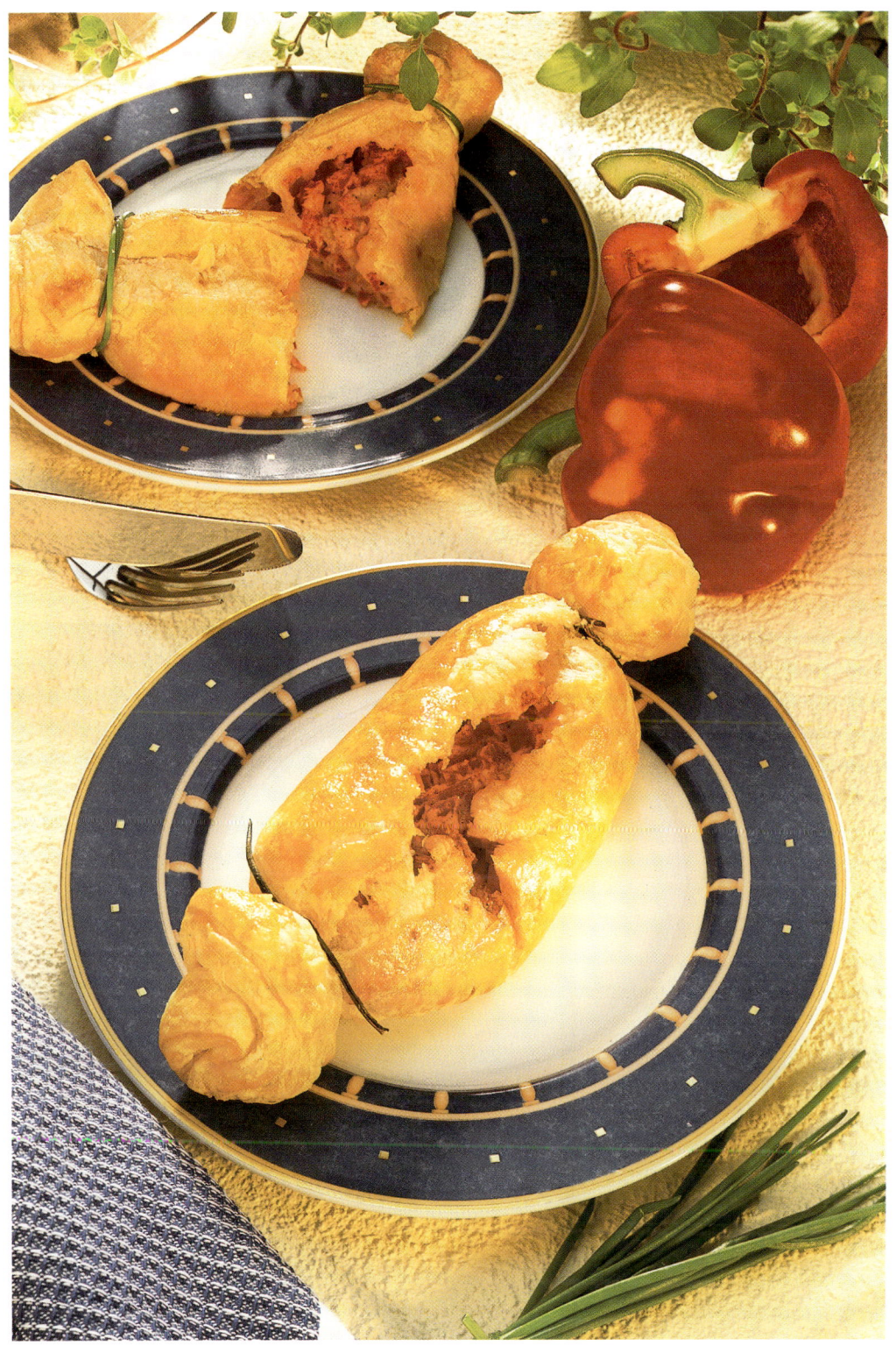

Zwischenmahlzeiten

Thunfisch im Tomatennest

• • •

2 Portionen
Zubereitungszeit: ca. 30 Min.

- *1 Ei*
- *4 Fleischtomaten*
- *1 Prise Salz*
- *½ Dose Thunfisch in Öl (75 g Abtropfgewicht)*
- *½ kleine Zwiebel*
- *1 kleine Gewürzgurke*
- *1 Zweig Petersilie*

1. Das Ei in etwa 10 Minuten hartkochen und dann mit kaltem Wasser abschrecken.

2. Die Tomaten waschen, trockentupfen und einen Deckel abschneiden. Mit einem Teelöffel die Tomaten aushöhlen.

3. Die ausgehöhlten Tomaten innen mit etwas Salz würzen. Den Thunfisch in ein Sieb geben und abtropfen lassen.

4. Die Zwiebel schälen und in kleine Würfel schneiden. Die Gewürzgurke ebenfalls kleinwürfeln. Das Ei pellen und kleinschneiden.

5. Zwiebel-, Gewürzgurken- und Eiwürfel in eine Schüssel geben. Den Thunfisch mit einer Gabel in kleine Stücke teilen und zu den anderen Zutaten in die Schüssel geben.

6. Alle Zutaten gut vermengen und die ausgehöhlten Tomaten damit füllen. Auf je eine Tomate den Deckel wieder aufsetzen und das Ganze mit einem Petersiliensträußchen garnieren.

90 mg HS / 180 kcal /
15 g E / 9 g F / 9 g KH

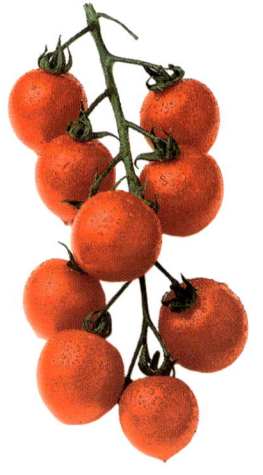

Tips

- *Wenn Sie Kalorien sparen möchten, dann kaufen Sie einfach etwa 100 g frischen Thunfisch und braten ihn in einer antihaftbeschichteten Pfanne in wenig Fett so lange, bis er vollständig durchgegart ist.*
- *Wenn Gäste kommen, ist dieses Gericht auch eine ideale Vorspeise für 4 Personen.*

Sellerie-Käse-Salat

2 Portionen
Zubereitungszeit: ca. 30 Min.

Für die Salatsauce
- 1 EL mittelscharfer Senf
- 2 EL Zitronensaft
- 2 EL Weißweinessig
- 2 EL Olivenöl
- 100 ml Milch (1,5 % Fett)

Für den Salat
- 150 g Schnittkäse (z. B. Gouda)
- 5–6 getrocknete Aprikosen
- 1 Knolle Sellerie
- ½ TL Salz
- 1 Msp. weißer Pfeffer

1. Den Senf, den Zitronensaft, den Essig, das Öl sowie die Milch in eine Rührschüssel geben und mit dem Schneebesen gut verquirlen.

2. Den Käse von der Rinde befreien und in schmale Streifen schneiden.

3. Die Aprikosen in nicht zu kleine Würfel schneiden.

4. Die Käsestreifen und die Aprikosenwürfel in die Salatsauce geben und alles gut verrühren.

5. Den Sellerie schälen und gut waschen. Ihn anschließend auf einer Reibe grob raspeln.

6. Den geraspelten Sellerie sofort unter die Salatsauce mischen (er wird sehr schnell braun) und einige Minuten durchziehen lassen.

7. Zum Schluß den Salat mit Salz und Pfeffer pikant abschmecken.

108 mg HS / 440 kcal / 28 g E / 24 g F / 25 g KH

Tips

- *Dazu paßt Weizenvollkornbrot oder ein Vollkornbrötchen.*
- *Jede Essigsorte verleiht einem Gericht ihr unverwechselbares Aroma. Deshalb macht es großen Spaß und ist auch für den Gaumen ein Genuß, wenn Sie neue Essigsorten ausprobieren.*

Variation

- *Anstelle der getrockneten Aprikosen schmecken auch einige Mandarinenspalten sehr gut in diesem Salat.*

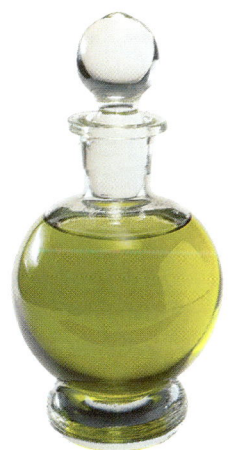

Zwischenmahlzeiten

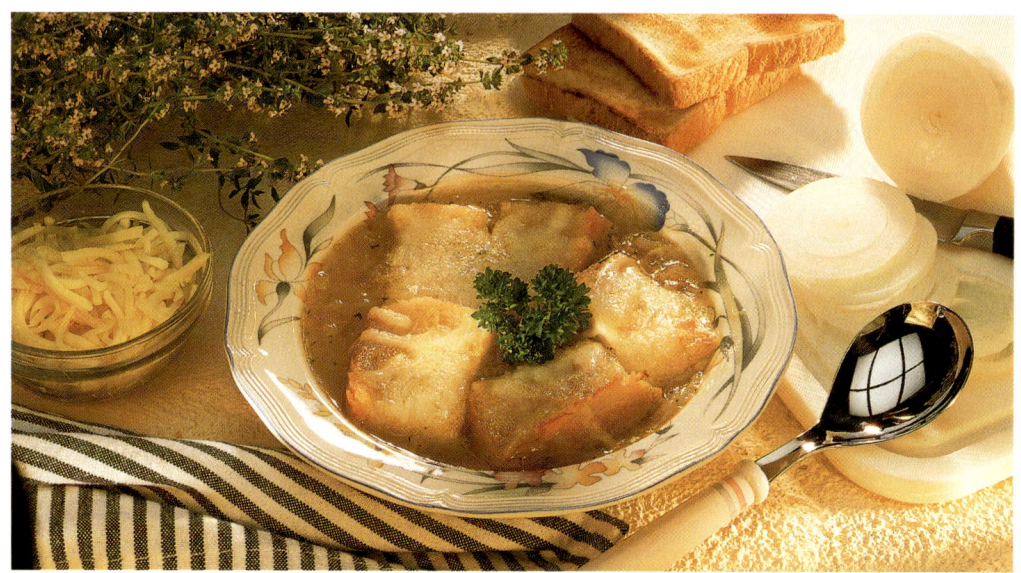

Französische Zwiebelsuppe

• • •

2 Portionen
Zubereitungszeit: ca. 45 Min.
(davon ca. 20 Min. Garzeit)

- 1 große Gemüsezwiebel
- 1 EL Öl
- ½ l vegetarische Brühe
- 2 Scheiben Toastbrot
- 2 TL Butter
- 3 EL geriebener Käse (z. B. Gouda)
- 1 Prise Salz
- 1 Prise schwarzer Pfeffer

1. Den Backofen auf 250° C vorheizen. Die Zwiebel schälen, halbieren und in dünne Scheiben schneiden.

2. Das Öl in einer Pfanne erhitzen und die Zwiebelscheiben darin glasig dünsten.

3. Die vegetarische Brühe auf die Zwiebelscheiben gießen und das Ganze bei geringer Hitze etwa 20 Minuten köcheln lassen.

4. Währenddessen das Brot goldgelb toasten, mit Butter bestreichen und in grobe Stücke zerschneiden. Dann den geriebenen Käse darauf streuen.

5. Die Zwiebelsuppe mit Salz sowie Pfeffer pikant abschmecken und in 2 Suppentassen füllen. Die Toastbrotstücke mit der Käseseite nach oben auf die Zwiebelsuppe legen und im Backofen auf der mittleren Schiene etwa 10 Minuten überbacken.

**39 mg HS / 230 kcal /
5 g E / 16 g F / 17 g KH**

Tips

- *Sie können die Toastscheiben auch im Ganzen auf die Suppe legen.*
- *Zur Dekoration eignen sich einige rohe Zwiebelringe, die kurz vor dem Servieren auf dem Toast verteilt werden.*

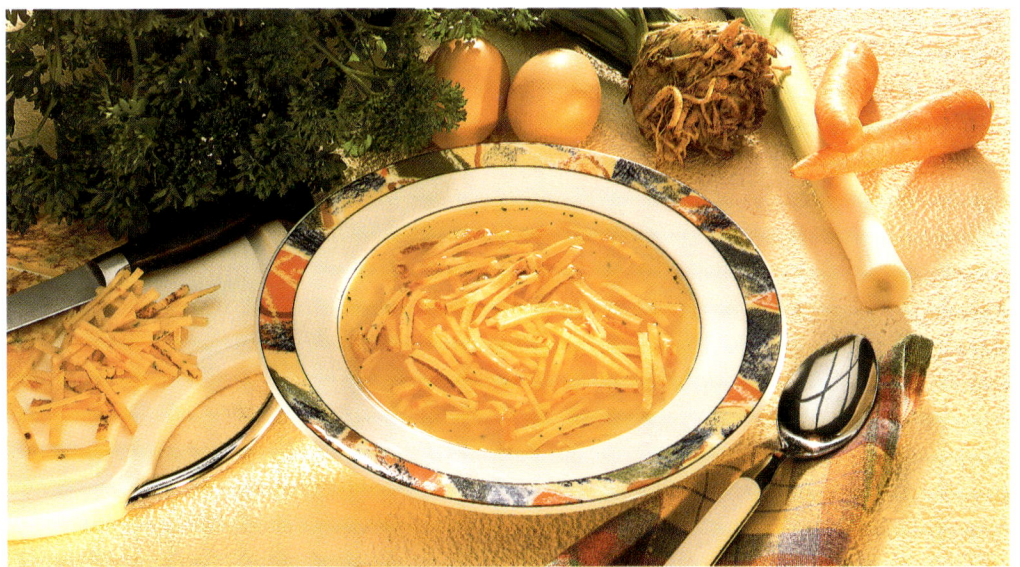

Schwäbische Flädlesuppe

• • •

2 Portionen
Zubereitungszeit: ca. 30 Min.

- 50 g Mehl, Type 405
- 1/8 l Milch (1,5 % Fett)
- 2 Eier
- 1 Prise Salz
- 1 Prise Zucker
- 2 Zweige Petersilie
- 2–3 EL Öl
- 1/2 l vegetarische Brühe

1. Das Mehl, die Milch und die Eier in eine Schüssel geben. Das Salz und den Zucker hinzufügen.

2. Alle Zutaten mit den Schneebesen des Handrührgerätes zu einem glatten Teig verrühren.

3. Die Petersilie waschen, trockentupfen und die dickeren Stiele entfernen. Die Blätter und die dünnen Stiele fein hacken. Die gehackte Petersilie unter den Pfannkuchenteig mischen.

4. 1 Eßlöffel Öl in eine Pfanne geben und erhitzen. Nacheinander vier dünne Pfannkuchen darin von beiden Seiten backen und dann auf einem Kuchengitter auskühlen lassen. Nach jedem Pfannkuchen etwas Öl in die Pfanne geben.

5. Die vegetarische Brühe in einem Topf erwärmen. Zwei Pfannkuchen in sehr schmale Streifen schneiden und in die Brühe geben. Die Flädlesuppe nochmals kurz aufkochen lassen und servieren.

21 mg HS / 360 kcal /
13 g E / 25 g F / 24 g KH

Tip

- *Wenn Sie möchten, können Sie die ganzen Pfannkuchen mit gedünstetem Gemüse oder mit einer halben Scheibe Schinken und einer Scheibe Käse füllen und im Backofen in einer feuerfesten Auflaufform erwärmen.*

Hauptgerichte

Gefüllte Tomaten mit Schafskäse

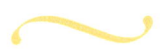

2 Portionen
Zubereitungszeit: ca. 40 Min.
(davon ca. 20 Min. Garzeit)

- *6 kleine Tomaten*
- *100 g Schafskäse*
- *1 Knoblauchzehe*
- *1/2 TL. getrockneter Oregano*
- *1/2 TL getrocknetes Basilikum*
- *etwas schwarzer Pfeffer*

1. Die Tomaten waschen und von jeder Tomate einen Deckel abschneiden.

2. Die Tomaten mit einem Teelöffel aushöhlen und das Fruchtfleisch in einem Sieb abtropfen lassen. Es danach eventuell noch grob zerkleinern und in eine Schüssel geben.

3. Den Backofen auf 180°C vorheizen. Den Schafskäse in kleine Stücke zerbröckeln, zu den Tomatenstücken in die Schüssel geben und beides miteinander vermengen.

4. Den Knoblauch schälen und fein hacken oder durch eine Knoblauchpresse drücken. Ihn anschließend zusammen mit dem Oregano, dem Basilikum und dem Pfeffer zur Schafskäsemischung geben. Alles mit den verwendeten Gewürzen pikant abschmecken.

5. Den gewürzten Schafskäse in die Tomaten füllen und je einen abgeschnittenen Deckel auf jede Tomate legen. Die gefüllten Tomaten in eine feuerfeste Form setzen.

6. Das Ganze im Backofen auf der mittleren Schiene etwa 20 Minuten backen.

27 mg HS / 140 kcal / 10 g E / 10 g F / 4 g KH

Variation

- *Sollte Ihnen der Geschmack von Schafskäse zu kräftig sein, können Sie ihn durch den milden Mozzarella austauschen.*

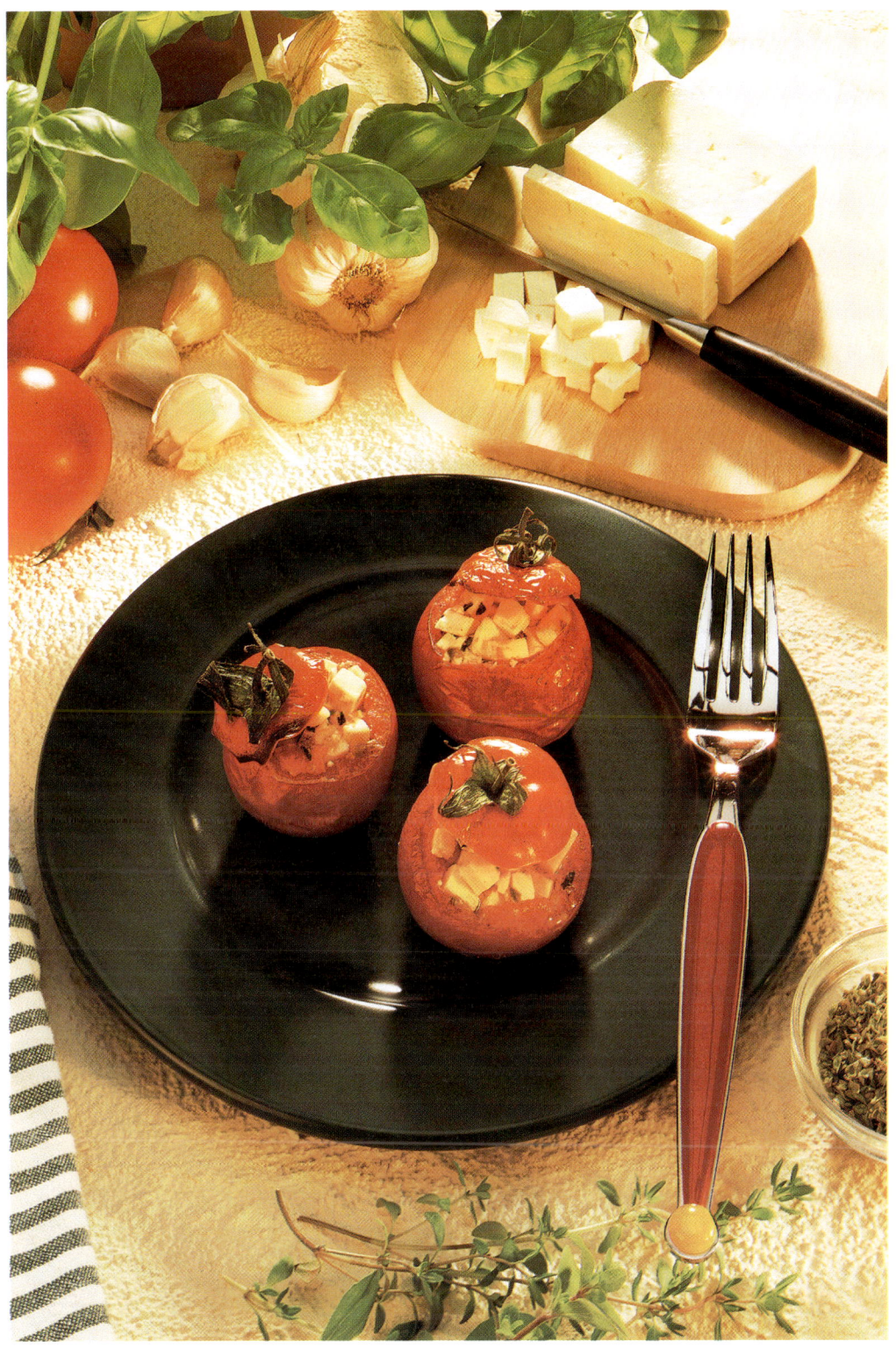

Hauptgerichte

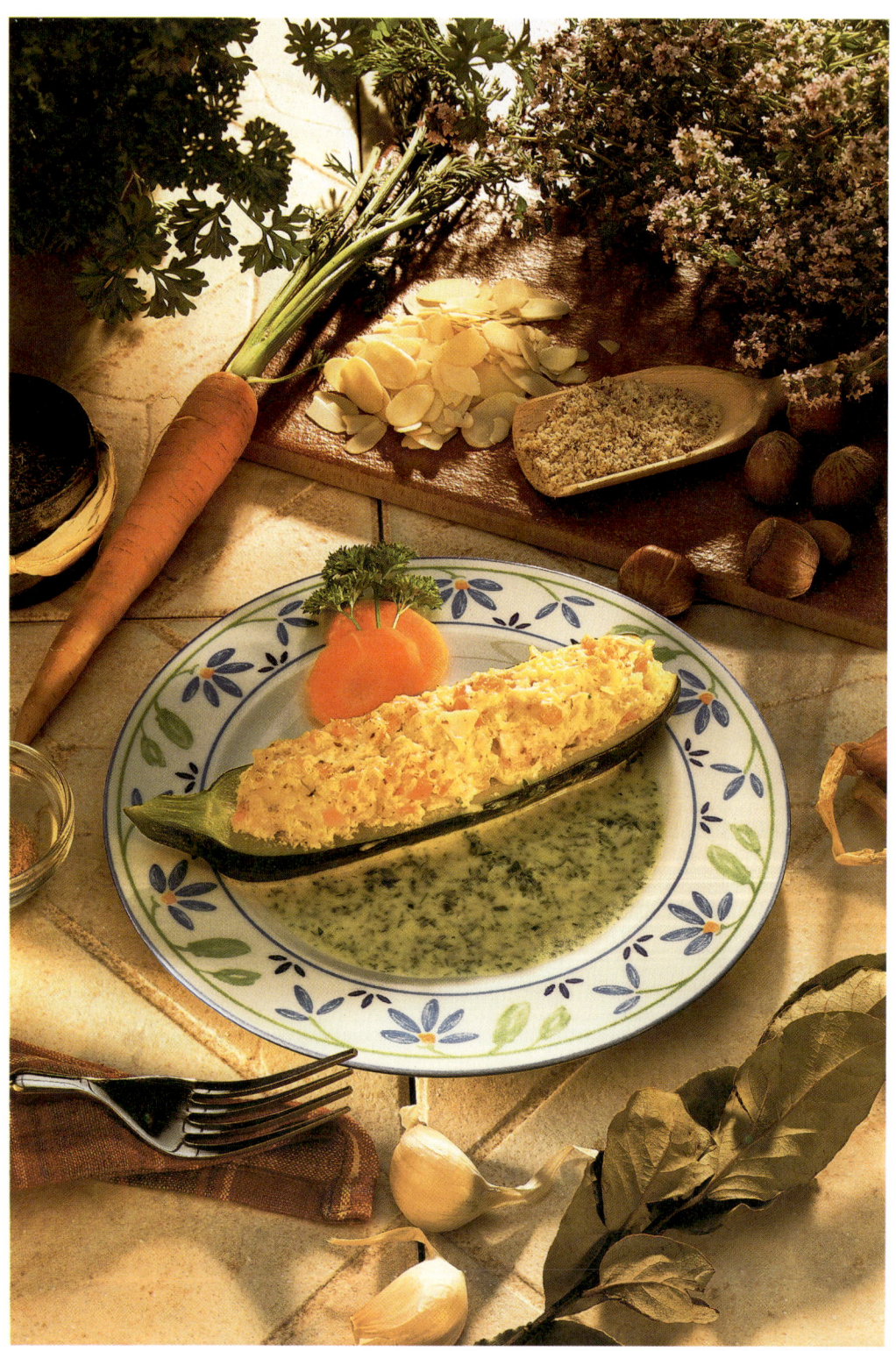

Hauptgerichte

Gefüllte Zucchini mit Kräutersauce

2 Portionen
Zubereitungszeit: ca. 60 Min.

- 1 Zucchini
- 1 Knoblauchzehe
- ½ TL Salz
- 1 kleine Karotte
- 1 kleine Zwiebel
- 2 Zweige Petersilie
- 1 Zweig Dill
- 1 Zweig Kerbel
- 1 EL Öl
- 1 EL gemahlene Haselnüsse
- 1 EL Mandelblättchen
- 2 EL Frischkäse, kalorienreduziert
- 2 EL Magerquark
- 2 EL Haferflocken
- 1 Prise Currypulver
- 4–5 EL Gemüsebrühe
- 1 Prise getr. Thymian
- 1 Lorbeerblatt
- 2 TL süße Sahne
- etwas Zitronensaft

1. Die Zucchini putzen, waschen und der Länge nach halbieren. Das Fruchtfleisch bis auf ½ cm aushöhlen und dann kleinschneiden.

2. Die Knoblauchzehe schälen und sehr fein hacken oder durch eine Knoblauchpresse drücken. Die Innenseiten der Zucchinihälften damit einreiben und das Ganze mit einer Prise Salz würzen.

3. Die Karotte sowie die Zwiebel schälen und beides in kleine Würfel schneiden. Die Petersilie, den Dill sowie den Kerbel waschen, trockentupfen und die Blätter sowie die dünnen Stiele fein hacken.

4. Das Öl in einer Pfanne erhitzen, und die Karotten und Zwiebelwürfel darin anbraten. Das Zucchinifleisch hinzufügen und alles zusammen etwa 5 Minuten bei mittlerer Hitze dünsten. Das Gemüse anschließend abkühlen lassen.

5. Den Backofen auf 190°C vorheizen. Das Gemüse mit den gemahlenen Haselnüssen, den Mandelblättchen, dem Frischkäse, dem Quark und den Haferflocken zu einer sämigen Masse verrühren, und das Ganze mit dem restlichen Salz und dem Currypulver pikant abschmecken.

6. Die Füllung in einen Spritzbeutel ohne Lochtülle füllen und auf die Zucchinihälften spritzen.

7. Die gefüllten Zucchinihälften in eine feuerfeste Form geben und die Gemüsebrühe dazugießen. Den Thymian und das Lorbeerblatt mit in die Gemüsebrühe geben. Die Form abdecken und das Gemüse in etwa 20 Minuten im Backofen auf der mittleren Schiene garen.

8. Anschließend die Zucchini herausnehmen und die Sahne unter den Gemüsefond rühren.

9. Die gehackten Kräuter in die Sauce geben und diese mit Zitronensaft abschmecken. Die Zucchini zusammen mit der Kräutersauce servieren.

42 mg HS / 210 kcal /
11 g E / 12 g F / 15 g KH

Tip

- *Dazu passen Pellkartoffeln und ein erfrischender Salat der Saison.*

Gefüllte Paprika

• • •

2 Portionen
Zubereitungszeit: ca. 20 Min.
Kühlzeit: mindestens 30 Min.

- *2 kleine, rote Paprikaschoten*
- *1 kleine, grüne Paprikaschote*
- *1 Prise Salz*
- *1/2 Bund Petersilie*
- *1/2 Bund Schnittlauch*
- *100 g Frischkäse, kalorienreduziert*
- *100 g Magerquark*
- *2 EL saure Sahne*
- *1 Prise Pfeffer*
- *1 Prise Instant Gemüsebrühe*
- *1 Prise Paprikapulver, edelsüß*

1. Die Paprikaschoten der Länge nach halbieren. Dann die Kerne sowie die weißen Rippen entfernen und das Fruchtfleisch waschen. Anschließend die Paprikaschoten in kochendem Salzwasser etwa 20 Sekunden blanchieren. Sie dann mit kaltem Wasser abschrecken und beiseite stellen.

2. Die grüne Schote sehr fein würfeln. Die roten Paprikahälften innen mit etwas Salz bestreuen.

3. Die Petersilie waschen, trockentupfen und die dickeren Stiele entfernen. Die Blätter und die dünneren Stiele fein hacken. Den Schnittlauch waschen, trockentupfen und in Ringe schneiden.

4. Den Frischkäse mit dem Magerquark und der sauren Sahne glattrühren. Die Kräuter und die grünen Paprikawürfel daruntermischen.

5. Die Käsemasse mit Salz und Pfeffer würzen. Sie zum Schluß mit der Instant Gemüsebrühe und dem Paprikapulver feinwürzig abschmecken.

6. Die Käsecreme in die roten Paprikahälften füllen und vor dem Servieren mindestens 30 Minuten kalt stellen.

18 mg HS / 150 kcal / 15 g E / 6 g F / 9 g KH

Tips

- *Dazu paßt frisches Knoblauchbaguette.*
- *Die gefüllten Paprika können Sie auch als Vorspeise reichen. Die Menge reicht dann für 4 Personen.*

Überbackener Lauch mit Reis

2 Portionen
Zubereitungszeit: ca. 45 Min.

- 125 g Langkornreis
- 1 TL Salz
- 200 g Lauch
- 100 g gekochter Schinken
- 50 g Gouda, mittelalt

1. Den Reis in kochendem Salzwasser etwa 20 Minuten garen. Ihn danach in ein Sieb geben und abtropfen lassen.

2. Den Backofen auf 200° C vorheizen. Inzwischen den Lauch putzen, die welken Blätter entfernen, halbieren und in etwa 1 cm breite Streifen schneiden. Diese sehr gründlich waschen und in kochendem Salzwasser etwa 3 Minuten blanchieren. Den Lauch anschließend in einem Sieb abtropfen lassen.

3. Den Schinken in kleine Würfel schneiden. Den Gouda von der Rinde befreien, grob raspeln und die Hälfte des Käses mit den Schinkenwürfeln und dem blanchierten Lauch mischen.

4. Den gegarten Reis unter die Lauchmasse heben und das Ganze in eine feuerfeste Form geben. Die Masse mit dem restlichen Käse bestreuen und im Backofen etwa 10 Minuten auf der mittleren Schiene überbacken.

169 mg HS / 370 kcal / 24 g E / 7 g F / 52 g KH

Tip

- *Dazu paßt ein Tomatensalat mit kleingehackten Zwiebeln und einem Balsamicodressing. Den Salat können Sie dann nach Belieben noch mit einigen Blättchen Basilikum würzen.*

Variation

- *Anstelle von Lauch können Sie auch blanchierte Möhrenwürfel verwenden. Allerdings sollten Sie dann noch eine kleine Zwiebel, in Würfel geschnitten und glasig gedünstet, dazugeben, damit der überbackene Gemüsereis einen pikanten Geschmack bekommt.*

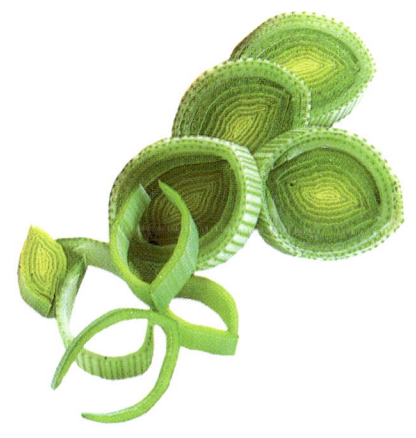

Hauptgerichte

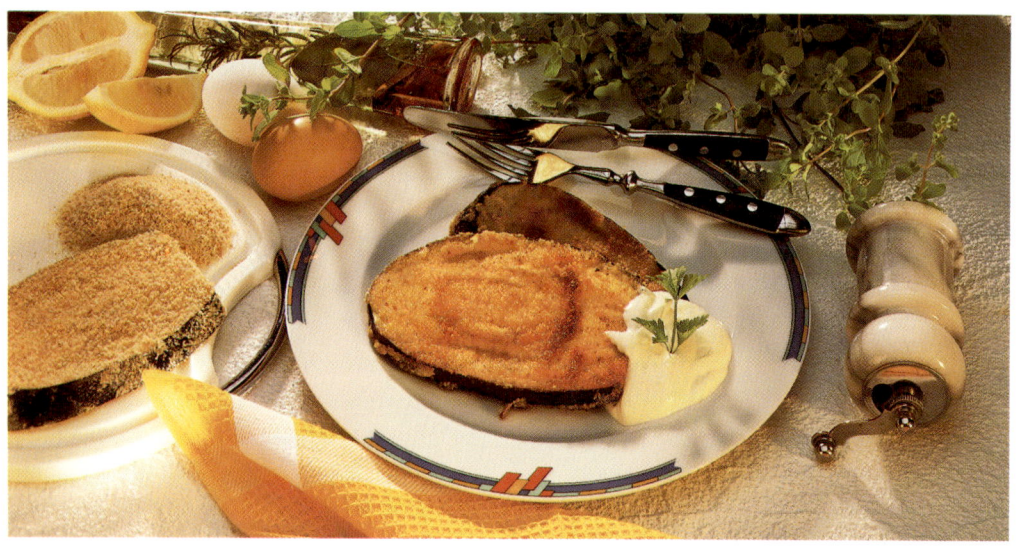

Auberginenschnitzel
• • •

2 Portionen
Zubereitungszeit: ca. 40 Min.

- 1 Aubergine
- 1/2 TL Zitronensaft
- 1 TL Salz
- 1/2 TL schwarzer Pfeffer
- 2 Eier
- 8 EL Semmelbrösel
- 4 EL Öl

1. Die Aubergine waschen, der Länge nach in etwa 1 cm dicke Scheiben schneiden, mit dem Zitronensaft beträufeln und mit Salz sowie Pfeffer würzen.

2. Die Eier in einen tiefen Teller aufschlagen und mit einer Gabel verquirlen. Die Semmelbrösel auf einen zweiten Teller streuen.

3. Die Auberginenscheiben erst in dem verquirlten Ei und anschließend von beiden Seiten in den Semmelbröseln wenden.

4. Das Öl in einer Pfanne erhitzen und die panierten Auberginenscheiben bei mittlerer Temperatur von beiden Seiten goldbraun braten.

69 mg HS / 350 kcal /
14 g E / 18 g F / 35 g KH

Tips

- Dazu paßt Aioli, eine würzige Knoblauchsauce, und Kräuterreis.
- Die Auberginenschnitzel nach dem Ausbacken kurz auf einen Küchenkrepp legen.

Variationen

- Selleriescheiben können Sie auch gut panieren; da sollten Sie allerdings die Scheiben vorher 3 bis 5 Minuten in kochendem Wasser blanchieren.
- Ersetzen Sie die Semmelbrösel durch Sesamsamen.

Hauptgerichte

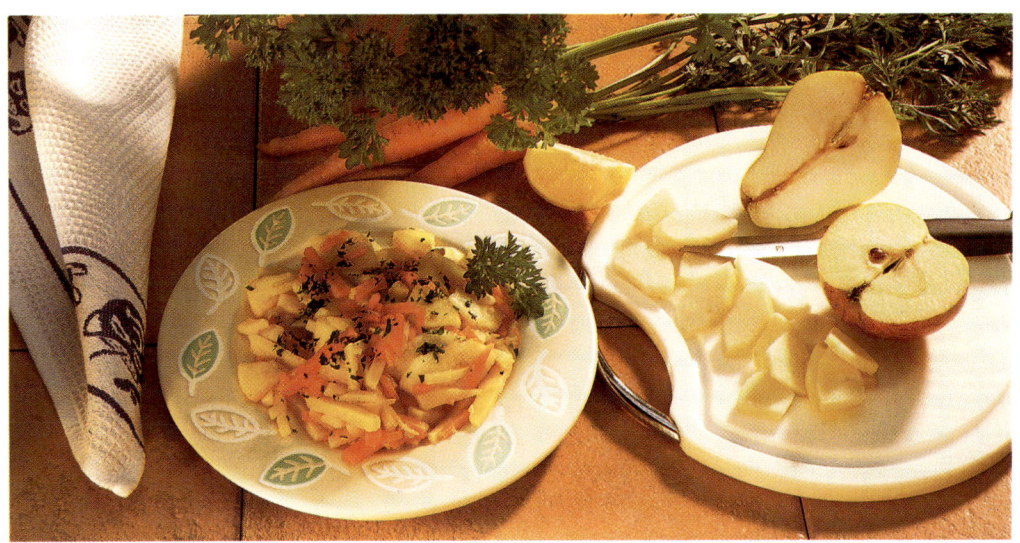

Karottengemüse mit Äpfeln und Birnen

• • •

2 Portionen
Zubereitungszeit: ca. 50 Min.
(davon ca. 30 Min. Garzeit)

- 1 kleine Zwiebel
- 3 Karotten
- 2 Kartoffeln
- 2 EL Butter
- 200 ml Gemüsebrühe
- 1 Prise Zucker
- 1 kleiner Apfel
- 1 kleine Birne
- ¼ TL Zitronensaft
- 2 Zweige Petersilie

1. Die Zwiebel schälen, halbieren und in schmale Streifen schneiden. Die Karotten sowie die Kartoffeln schälen und in feine Stifte schneiden.

2. Die Butter in einem kleinen Topf erhitzen und die Zwiebelstreifen darin glasig dünsten. Die Karotten sowie die Kartoffeln hinzufügen und kurz mitdünsten.

3. Das Ganze mit der Gemüsebrühe angießen, mit dem Zucker würzen und etwa 20 Minuten bei mittlerer Hitze schmoren lassen.

4. Den Apfel und die Birne schälen, vierteln und die Kerngehäuse entfernen. Die Früchte anschließend in feine Scheiben schneiden und zu dem Gemüse geben. Den Zitronensaft hinzufügen und die Mischung etwa 10 Minuten weitergaren.

5. Die Petersilie waschen, trockentupfen und die dickeren Stiele entfernen. Die dünneren Stiele sowie die Blätter fein hacken und dann auf das fertige Gemüse streuen.

57 mg HS / 250 kcal /
4 g E / 11 g F / 34 g KH

Tip

- *Dazu passen ein kleines Steak und grüner Salat.*

Überbackenes Fenchelgemüse

2 Portionen
Zubereitungszeit: ca. 50 Min.
(davon ca. 15 Min. Garzeit)

- 400 g Fenchel
- 1 Fleischtomate
- 2 EL Butter
- 1 TL Zitronensaft
- 1/8 l Gemüsebrühe
- 1 Prise schwarzer Pfeffer
- 1 Prise geriebene Muskatnuß
- 100 g geriebener Emmentaler

1. Von den Fenchelknollen die Stiele und den Strunk entfernen. Das feine Fenchelgrün beiseite stellen. Den Fenchel in etwa 1 cm breite Streifen schneiden, waschen und in einem Sieb abtropfen lassen.

2. Reichlich Wasser zum Kochen bringen. Die Tomate über Kreuz einritzen und für etwa 15 Sekunden ins kochende Wasser geben. Sie anschließend kalt abschrecken und enthäuten. Die Tomate vierteln, vom Stielansatz sowie von den Kernen befreien und kleinschneiden.

3. Den Backofen auf 220°C vorheizen. Eine feuerfeste Form mit der Hälfte der Butter einfetten. Die restliche Butter in einem Topf erhitzen und die Fenchelstreifen etwa 5 Minuten darin dünsten.

4. Den Fenchel mit dem Zitronensaft und der Gemüsebrühe begießen und 10 bis 15 Minuten köcheln lassen.

5. Den Fenchel aus der Brühe herausnehmen und in die gefettete Auflaufform geben. Die Tomatenwürfel auf dem Fenchel verteilen. Das Gemüse mit Pfeffer und Muskatnuß würzen. Eventuell noch 2 Eßlöffel von der Gemüsebrühe in die Auflaufform geben und den geriebenen Emmentaler auf das Gemüse streuen.

6. Das Ganze in der Auflaufform auf der mittleren Schiene des Backofens etwa 10 Minuten überbacken.

7. Währenddessen das Fenchelgrün waschen, trockentupfen und vor dem Servieren auf das Gemüse streuen.

50 mg HS / 340 kcal /
20 g E / 25 g F / 10 g KH

Tip

- *Dazu passen Pellkartoffeln oder Kartoffelpüree.*

Variation

- *Himmlisch fruchtig schmeckt dieses Gericht, wenn Sie anstelle der Tomate die kleingeschnittenen Filets einer Orange zum Fenchel geben.*

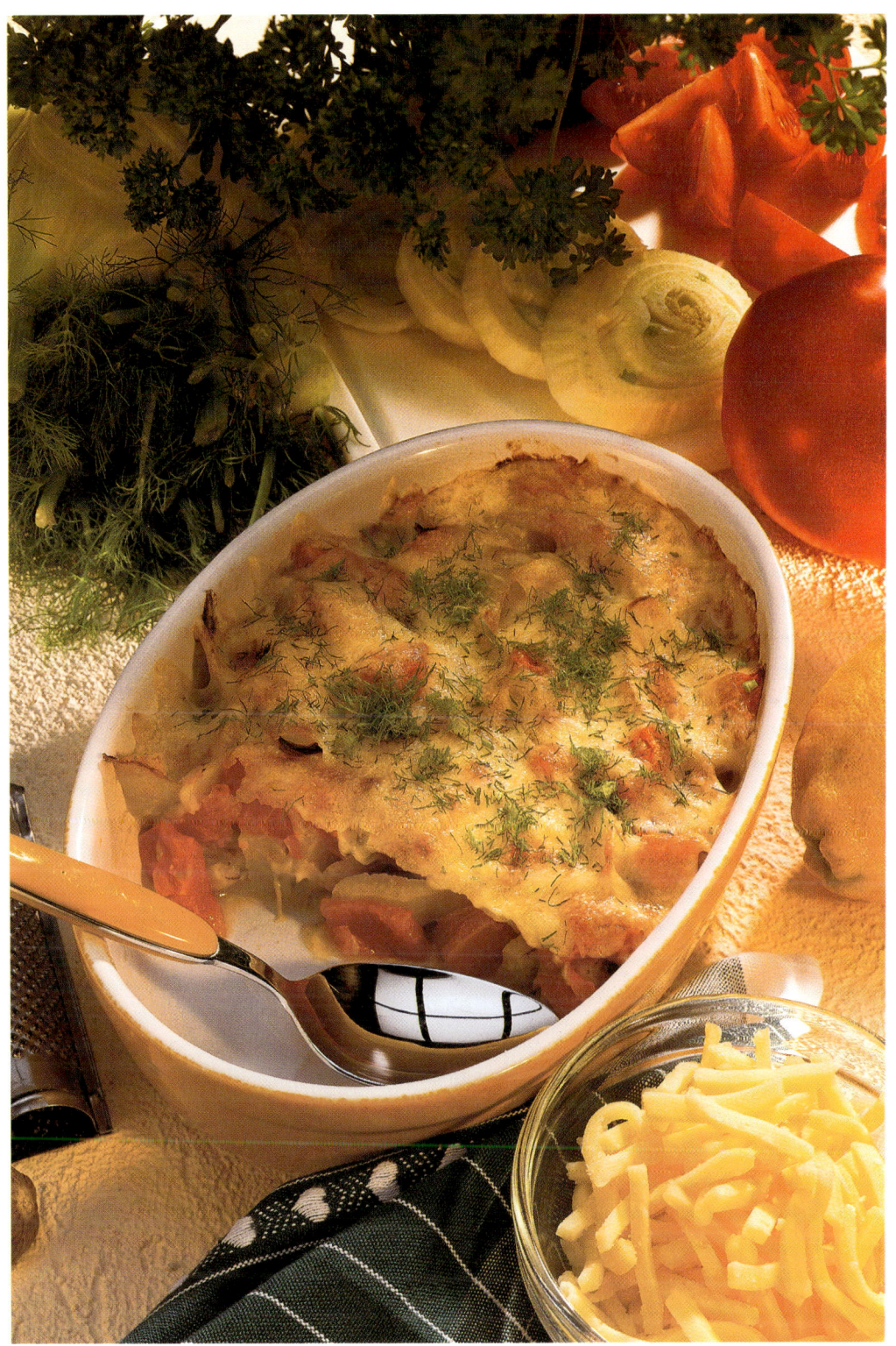

Hauptgerichte

Gemüseburger

• • •

2 Portionen
Zubereitungszeit: ca. 60 Min.

- 140 g Karotten
- 140 g Sellerie
- 140 g Lauch
- ¼ l Gemüsebrühe
- ½ Bund Petersilie
- 2 EL Magerquark
- 8 EL Haferflocken
- 2 EL geriebener Parmesan
- 1 Prise schwarzer Pfeffer
- 1 Prise Salz
- 4 EL Semmelbrösel
- etwas Öl zum Braten

1. Die Karotten sowie den Sellerie schälen, waschen und in kleine Stücke schneiden. Den Lauch putzen, waschen und ebenfalls kleinschneiden.

2. Die Brühe in einem Topf zum Kochen bringen, das Gemüse hineingeben und alles in etwa 15 Minuten garkochen. Das Gemüse anschließend pürieren.

3. Die Petersilie waschen, trockentupfen und die dickeren Stiele entfernen. Die Blätter und die dünnen Stiele fein hacken.

4. Das Gemüsepüree mit dem Quark, den Haferflocken, dem Parmesan, der Petersilie und den restlichen Gewürzen vermischen.

5. Aus der Masse die Gemüseburger formen und in den Semmelbröseln wenden. Das Öl in der Pfanne erhitzen und die Gemüseburger von beiden Seiten darin goldbraun braten.

76 mg HS / 380 kcal / 16 g E / 14 g F / 48 g KH

Tips

- *Dazu passen Tomatensauce und ein gemischter Salat.*
- *Damit ein Teil des Fettes aufgesaugt wird, legen Sie die Gemüseburger nach dem Braten kurz auf ein Küchenpapier.*

Variation

- *Mischen Sie zur Abwechslung 1 Eßlöffel Mais oder 1 Eßlöffel kleingeschnittene, rote Paprika unter das Gemüsepüree.*

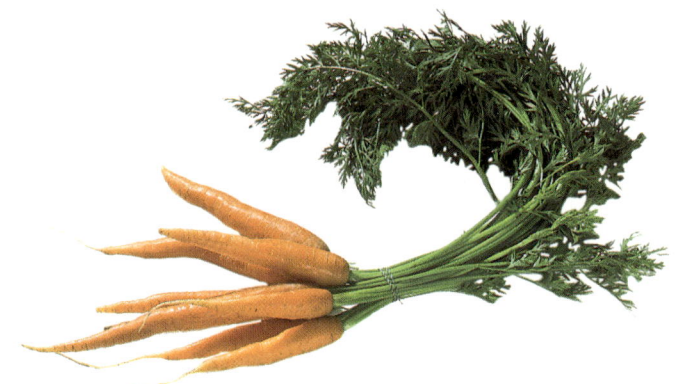

Hauptgerichte

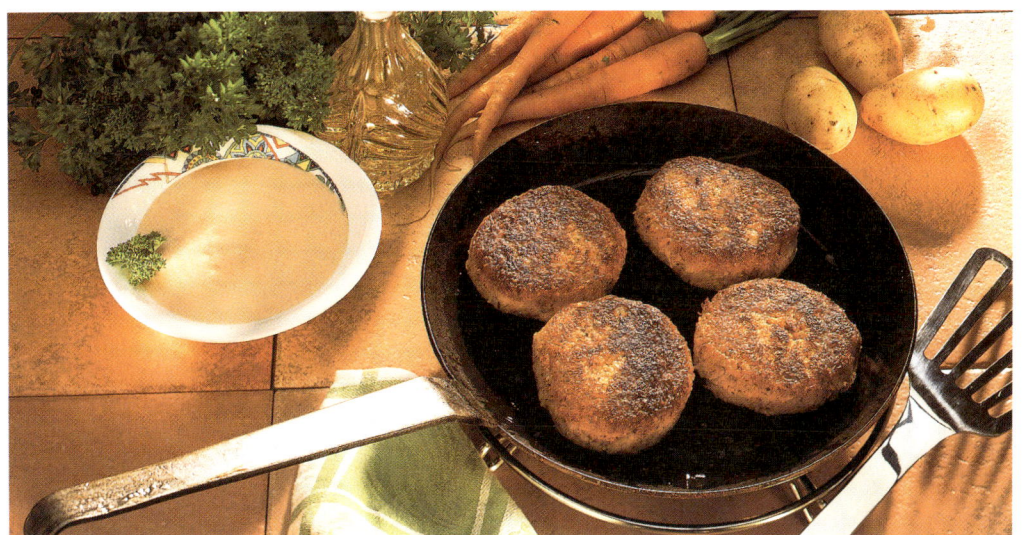

Karottenpuffer mit Joghurtsauce

• • •

2 Portionen
Zubereitungszeit: ca. 50 Min.

Für die Karottenpuffer
- 250 g Karotten
- 1 Kartoffel
- 50 g gemahlene Haselnüsse
- 1 Ei
- 1 EL Magerquark
- 2½ EL Mehl, Type 405
- 1 TL abgeriebene Schale einer unbehandelten Orange
- 1 Prise Salz
- 2 EL Öl

Für die Joghurtsauce
- 200 g Joghurt (1,5 % Fett)
- 2 EL saure Sahne
- 1 EL Honig
- 1 TL Zimt

1. Die Karotten sowie die Kartoffel schälen, waschen und fein raspeln.

2. Die gemahlenen Haselnüsse, das Ei, den Quark, das Mehl, die Orangenschale und das Salz mit dem Gemüse mischen. Je nach Konsistenz noch mehr Mehl hinzufügen.

3. Das Öl in der Pfanne erhitzen. Mit den Händen runde Puffer aus dem Karottenbrei formen und in der Pfanne von beiden Seiten goldbraun braten.

4. Für die Sauce den Joghurt mit der sauren Sahne glattrühren und das Ganze mit Honig und Zimt abschmecken. Die Puffer zusammen mit der Sauce servieren.

42 mg HS / 490 kcal /
17 g E / 31 g F / 37 g KH

Tips

- *Dazu paßt ein Gurkensalat.*
- *Sie können die Karottenpuffer auch auf ein mit Backpapier ausgelegtes Backblech legen und bei 180°C 15 bis 20 Minuten im Backofen backen. Nach 8 bis 10 Minuten die Puffer wenden.*

Gemüsestrudel

• • •

4 Portionen
Zubereitungszeit: ca. 2 Std.
(davon ca. 30 Min. Ruhezeit
und ca. 50 Min. Backzeit)

Für den Teig
- 300 g Weizenvollkornmehl
- 1 Prise Salz
- 1 Ei
- 1 Eigelb
- ¼ l Milch (1,5 % Fett)

Für die Füllung
- 1 kg Lauch
- etwas Salz
- 250 g Karotten
- 1 große Zwiebel
- 100 g gekochter Schinken
- 1 EL Öl
- 2 Eier
- 1 Eigelb
- 100 ml Milch (1,5 % Fett)
- 100 g Joghurt (1,5 % Fett)
- 2 EL Mehl, Type 405
- 200 g geriebener Käse (z. B. Emmentaler oder Gouda)
- ½ TL Paprikapulver, edelsüß
- 1 Prise schwarzer Pfeffer
- 2 EL Öl

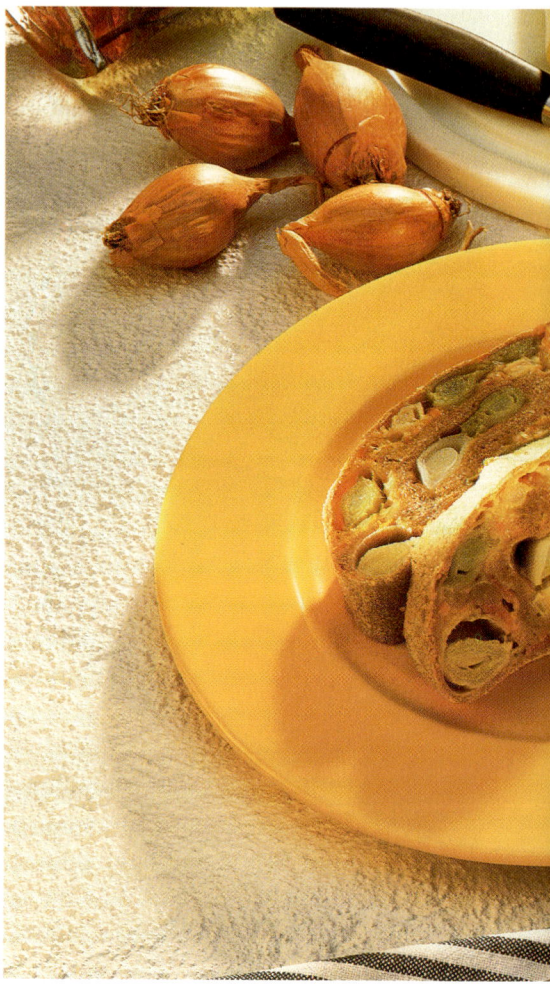

1. Für den Teig das Weizenvollkornmehl mit dem Salz mischen. Das Ei zusammen mit dem Eigelb und der Milch verquirlen und diese Mischung unter das Mehl kneten. Den Teig etwa 30 Minuten im Kühlschrank ruhen lassen.

2. Für die Füllung den Lauch putzen, gründlich waschen und in etwa 3 cm lange Stücke schneiden. Ihn in kochendem Salzwasser 3 bis 4 Minuten blanchieren, dann sofort in ein Sieb geben und mit kaltem Wasser abschrecken. Den blanchierten Lauch gut abtropfen lassen.

3. Die Karotten schälen und grob raspeln. Die Zwiebel schälen und in feine Würfel schneiden. Den gekochten Schinken ebenfalls kleinwürfeln.

4. Das Öl in einer Pfanne erhitzen und die Zwiebelwürfel zusammen mit den geraspelten Karotten darin andünsten.

5. Den Backofen auf 200° C vorheizen. Die Eier mit dem Eigelb, der Milch und dem Joghurt verrühren. Das Mehl und den geriebenen Käse in die Eiermilch geben. Das Ganze mit Paprikapulver und Pfeffer pikant abschmecken.

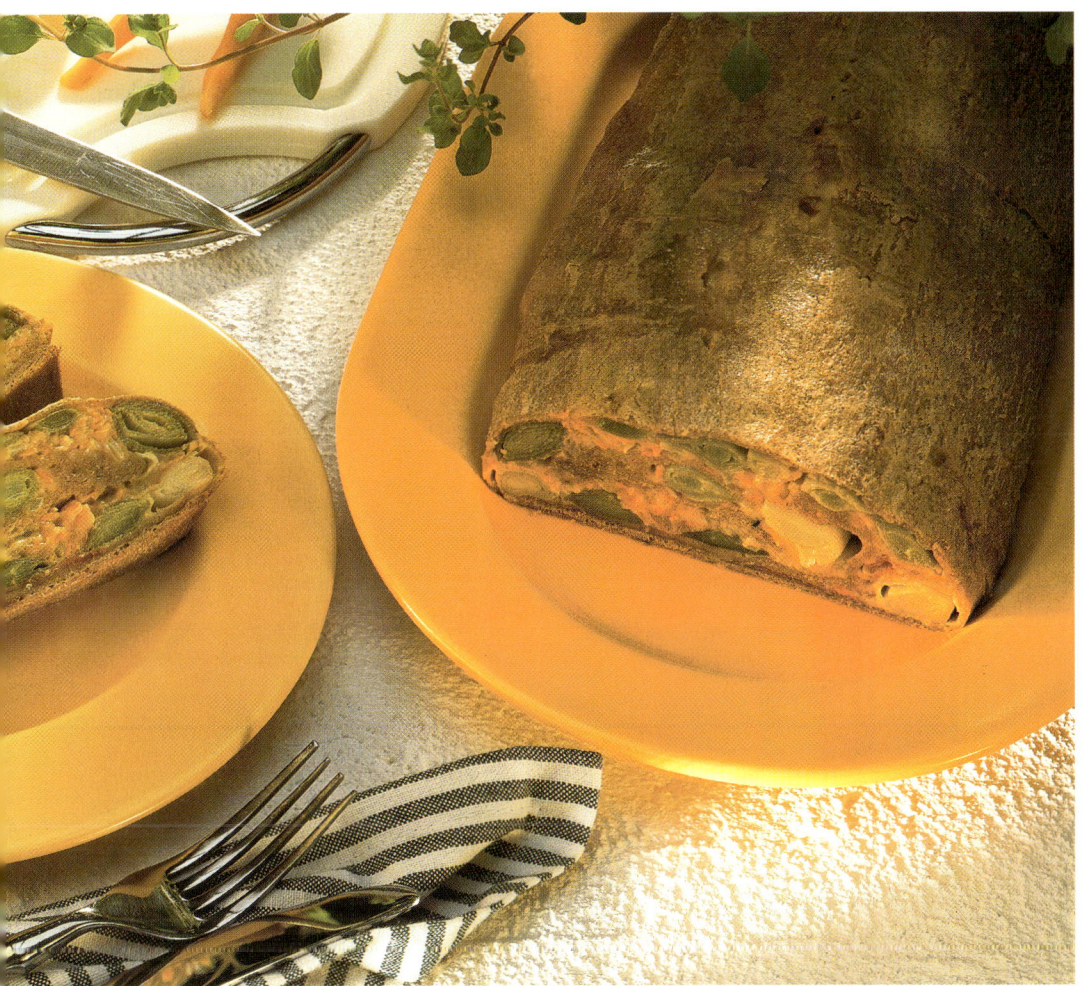

6. Den Strudelteig zu einem sehr dünnen Rechteck ausrollen. Am besten geht das auf einem bemehlten Küchenhandtuch oder zwischen zwei Frischhaltefolien.

7. Die Schinkenwürfel, die Lauchstücke und die gedünstete Zwiebel-Karotten-Masse auf den Teig verteilen. Dabei einen etwa 2 cm breiten Rand frei lassen.

8. Nun die Eier-Käse-Masse auf die Füllung geben und gleichmäßig verteilen. Den Teigrand einklappen und den Strudel ganz vorsichtig von der langen Seite her aufrollen.

9. Den Strudel auf ein mit Backpapier ausgelegtes Backblech setzen und mit dem Öl bepinseln. Ihn auf der mittleren Schiene im Backofen etwa 50 Minuten goldgelb backen.

10. Den Strudel im Ofen noch etwa 10 Minuten ruhen lassen und ihn dann zum Servieren in etwa 2 cm dicke Scheiben schneiden.

222 mg HS / 760 kcal / 46 g E / 35 g F / 65 g KH

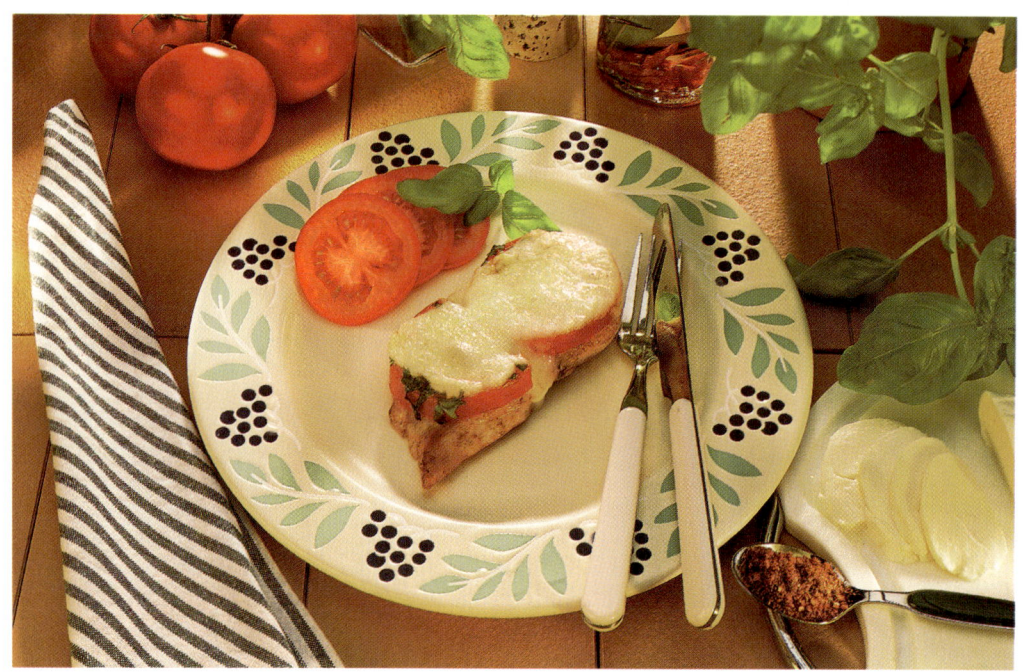

Putensteaks „italienisch"

• • •

2 Portionen
Zubereitungszeit: ca. 30 Min.

- 2 kleine Putensteaks à 125 g
- 1 Prise Salz
- 1 Prise schwarzer Pfeffer
- 1/2 TL Paprikapulver, edelsüß
- 1 TL Öl
- 2 Tomaten
- 60 g Mozzarella
- 1 Zweig Basilikum

1. Die Putensteaks abwaschen und mit Salz, Pfeffer sowie Paprika würzen. Das Öl in einer Pfanne erhitzen. Die Putensteaks von beiden Seiten darin gut durchbraten. Sie anschließend warm halten.

2. Den Grill vorheizen. Die Tomaten waschen, von den Stielansätzen befreien und in Scheiben schneiden.

3. Die Putensteaks mit den Tomatenscheiben belegen. Den Zweig Basilikum waschen und trockentupfen. Die Blätter vom Stiel zupfen, in feine Streifen schneiden und auf die Tomatenscheiben legen.

4. Den Mozzarella in dünne Scheiben schneiden und auf die Tomaten legen. Nun die Steaks auf ein mit Alufolie ausgelegtes Blech setzen und unter dem Grill etwa 5 Minuten überbacken.

160 mg HS / 240 kcal /
37 g E / 10 g F / 26 g KH

Hauptgerichte

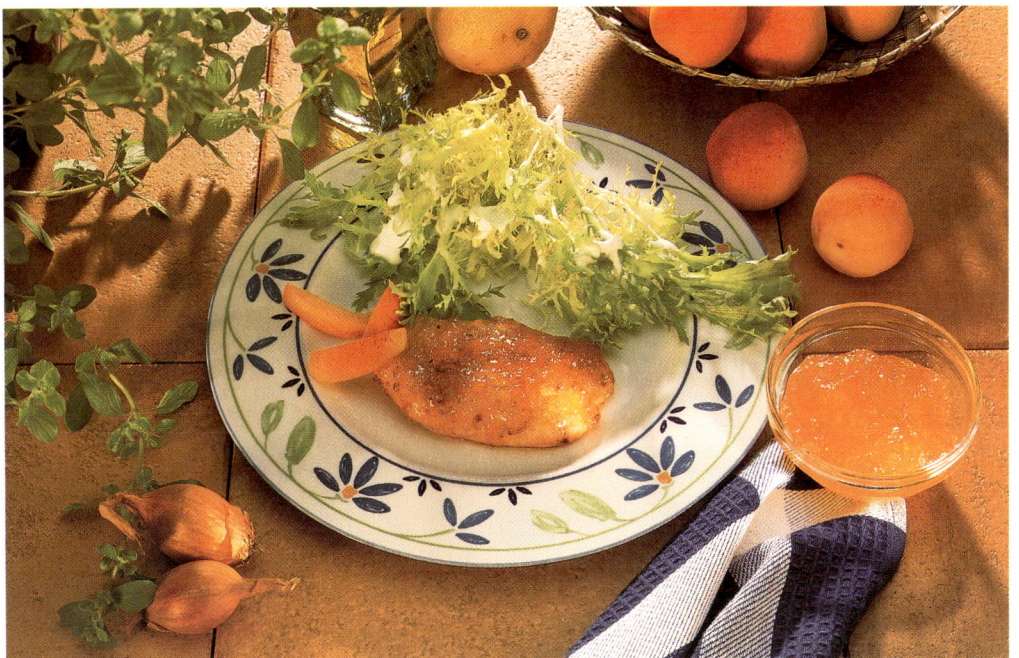

Putensteaks in Aprikosenhülle

• • •

2 Portionen
Zubereitungszeit: ca. 30 Min.

- 1 TL Öl
- 1 kleine Zwiebel
- 1 EL Currypulver
- 100 g Aprikosenkonfitüre
- 1 EL Zitronensaft
- 2 kleine Putensteaks à ca. 100 g

1. Den Grill vorheizen und das Öl in einer Pfanne erhitzen. Inzwischen die Zwiebel schälen, kleinwürfeln und in die Pfanne geben. Das Currypulver ebenfalls zu den Zwiebeln in die Pfanne geben und das Ganze etwa 5 Minuten im heißen Fett dünsten.

2. Die Aprikosenkonfitüre und den Zitronensaft hinzufügen. Alles abschmecken und erkalten lassen.

3. Die Steaks mit der Aprikosen-Zwiebel-Masse bestreichen und 3 bis 4 Minuten von beiden Seiten unter dem Grill überbacken. Während des Grillens die Steaks immer wieder mit der Aprikosen-Zwiebel-Masse bestreichen.

126 mg HS / 280 kcal / 25 g E / 4 g F / 38 g KH

Tips

- *Dazu paßt ein gemischter Blattsalat mit einem Joghurtdressing.*
- *Servieren Sie die Putensteaks mit einigen Aprikosenspalten.*

Putenfilets mit Champignonfüllung

2 Portionen
Zubereitungszeit: ca. 1 1/2 Std.
(davon ca. 30 Min. Garzeit
und ca. 30 Min. Marinierzeit)

- *100 g frische Champignons*
- *4 Zweige Petersilie*
- *5 EL helle Sojasauce*
- *1/4 TL schwarzer Pfeffer*
- *2 kleine Putenfilets, à 120 g*
- *2 EL Öl*

1. Die Champignons waschen, putzen und in dünne Scheiben schneiden. Die Petersilie waschen, trockentupfen und die dickeren Stiele entfernen. Die Blätter und die dünneren Stiele fein hacken.

2. Die Champignonscheiben mit der gehackten Petersilie, 2 Eßlöffeln Sojasauce und dem Pfeffer mischen.

3. Die Putenfilets in der Mitte mit einem scharfen Messer einschneiden, so daß eine Tasche entsteht. Die Kräuter-Pilz-Füllung in die Putenfilets stopfen und diese mit einem Holzspieß wieder schließen.

4. Die gefüllten Putenfilets mit der restlichen Sojasauce rundherum bestreichen und etwa 30 Minuten im Kühlschrank marinieren.

5. Das Öl in einer Pfanne erhitzen und die Putenfilets von beiden Seiten in 20 bis 30 Minuten goldbraun braten. Sie zwischendurch wenden und immer wieder mit Sojasauce bestreichen.

190 mg HS / 250 kcal /
34 g E / 12 g F / 4 g KH

Tips

- *Dazu passen Kräuterreis und grüner Salat.*
- *Statt sie in der Pfanne zu braten, können Sie die Putenfilets auch grillen. Sie dann mit dem Öl bestreichen und während des Grillens immer wieder mit der Sojasauce und dem Öl bepinseln.*

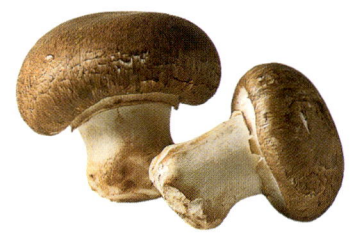

Gefüllte Putenroulade

2 Portionen
Zubereitungszeit: ca. 90 Min.
(davon ca. 20 Min. Garzeit)

- 125 g Champignons
- 1 kleine Zwiebel
- 1 Bund Petersilie
- 1 TL Butter
- 1 TL Salz
- 2 Prisen schwarzer Pfeffer
- 1 TL Sojasauce
- 2 dünne Putenbrustfilets
- 1 Prise Curry
- 1 dünne Scheibe gekochter Schinken
- 1 TL Öl
- 1/2 Tasse Gemüsebrühe
- 3 TL Sauerrahm

1. Die Champignons putzen, waschen und in dünne Scheiben schneiden. Die Zwiebel schälen und in kleine Würfel schneiden.

2. Die Petersilie waschen, trockentupfen und die dickeren Stiele entfernen. Die dünnen Stiele und die Blätter fein hacken.

3. Die Butter in einer Pfanne erhitzen. Die Zwiebelwürfel dazugeben und glasig werden lassen. Die Champignonscheiben zu den Zwiebeln geben und so lange mitschmoren, bis die Flüssigkeit verdampft ist.

4. Die gehackte Petersilie dazugeben und das Ganze mit etwas Salz, Pfeffer und Sojasauce pikant abschmecken.

5. Die Putenfilets mit etwas Salz, Pfeffer und Curry würzen. Jeweils 1/2 Scheibe gekochten Schinken auf die Filets legen. Die Champignonfüllung auf beide Filets verteilen. Die Putenbrustfilets einrollen und mit einem Holzspieß befestigen.

6. Das Öl in einem Bratentopf oder in einer hohen Pfanne erhitzen und die Putenrouladen von allen Seiten anbraten.

7. Die Rouladen mit der Gemüsebrühe angießen und 15 bis 20 Minuten darin schmoren lassen. Anschließend die Rouladen herausnehmen und warmhalten.

8. Den Topf vom Herd nehmen und die Sauce mit dem Sauerrahm abbinden. Eventuell die Sauce nochmals mit Salz, Pfeffer und Curry abschmecken.

230 mg HS / 230 kcal /
38 g E / 8 g F / 2 g KH

Tip

- *Dazu passen Kartoffelbrei und ein bunter Salat mit einem leichten Joghurtdressing.*

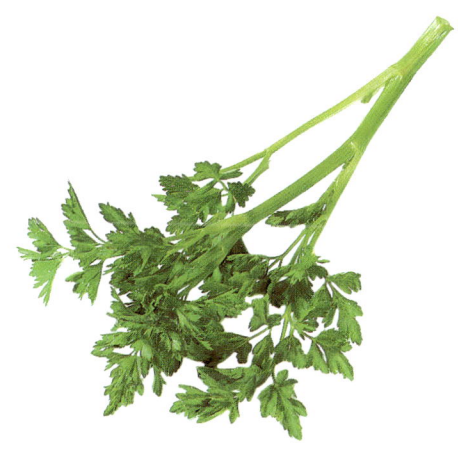

Hühnerfrikassee

2 Portionen
Zubereitungszeit: ca. 45 Min.

Für das Fleisch:
- *2 Hähnchenschlegel à 150 g*
- *1 kleine Zwiebel*
- *1 Lorbeerblatt*
- *2 Gewürznelken*
- *½ l Gemüsebrühe*

Für die Sauce
- *50 g Champignons*
- *2 EL Butter*
- *2 EL Mehl, Type 405*
- *1 TL Zitronensaft*
- *2 Zweige Petersilie*
- *1 EL saure Sahne*

1. Die Hähnchenschlegel waschen und mit Küchenkrepp trockentupfen. Die Zwiebel schälen. Das Lorbeerblatt mit den Nelken auf die Zwiebel stecken.

2. Die Gemüsebrühe in einem Topf erhitzen und die gespickte Zwiebel sowie die Hähnchenschlegel hinzufügen. Das Fleisch in 30 bis 40 Minuten garköcheln lassen. (Wenn Sie mit einem Messer in die dickste Stelle des Fleisches stechen, darf kein rosa Saft mehr austreten.)

3. Anschließend die Hähnchenschlegel aus der Brühe nehmen, die Haut abziehen, das Fleisch vom Knochen ablösen und in Würfel schneiden. Die Brühe beiseite stellen.

4. Die Champignons kurz abwaschen und trockentupfen. Eventuell etwas vom Stiel entfernen und die Pilze in dünne Scheiben schneiden.

5. Die Butter in einem kleinen Topf erhitzen, die Champignons kurz darin andünsten und das Mehl hineinstreuen. Das Ganze mit der Hälfte der Brühe, in der das Fleisch gegart wurde, ablöschen und gut verrühren. Die Sauce mit Zitronensaft abschmecken.

6. Die Petersilie waschen, trockentupfen und die dickeren Stiele entfernen. Die dünneren Stiele und die Blätter fein hacken.

7. Nun die Fleischwürfel in die Sauce geben und kurz mitköcheln lassen. Das Frikassee vom Herd nehmen, die gehackte Petersilie einstreuen und die saure Sahne darunterziehen.

140 mg HS / 350 kcal /
21 g E / 25 g F / 10 g KH

Tip

- *Dazu passen Vollkorn- oder Wildreis und 2 große Grilltomaten.*

Variation

- *Während der Pilzsaison können Sie die Champignons auch durch aromatische Waldpilze, wie zum Beispiel Butterpilze oder Pfifferlinge, ersetzen.*

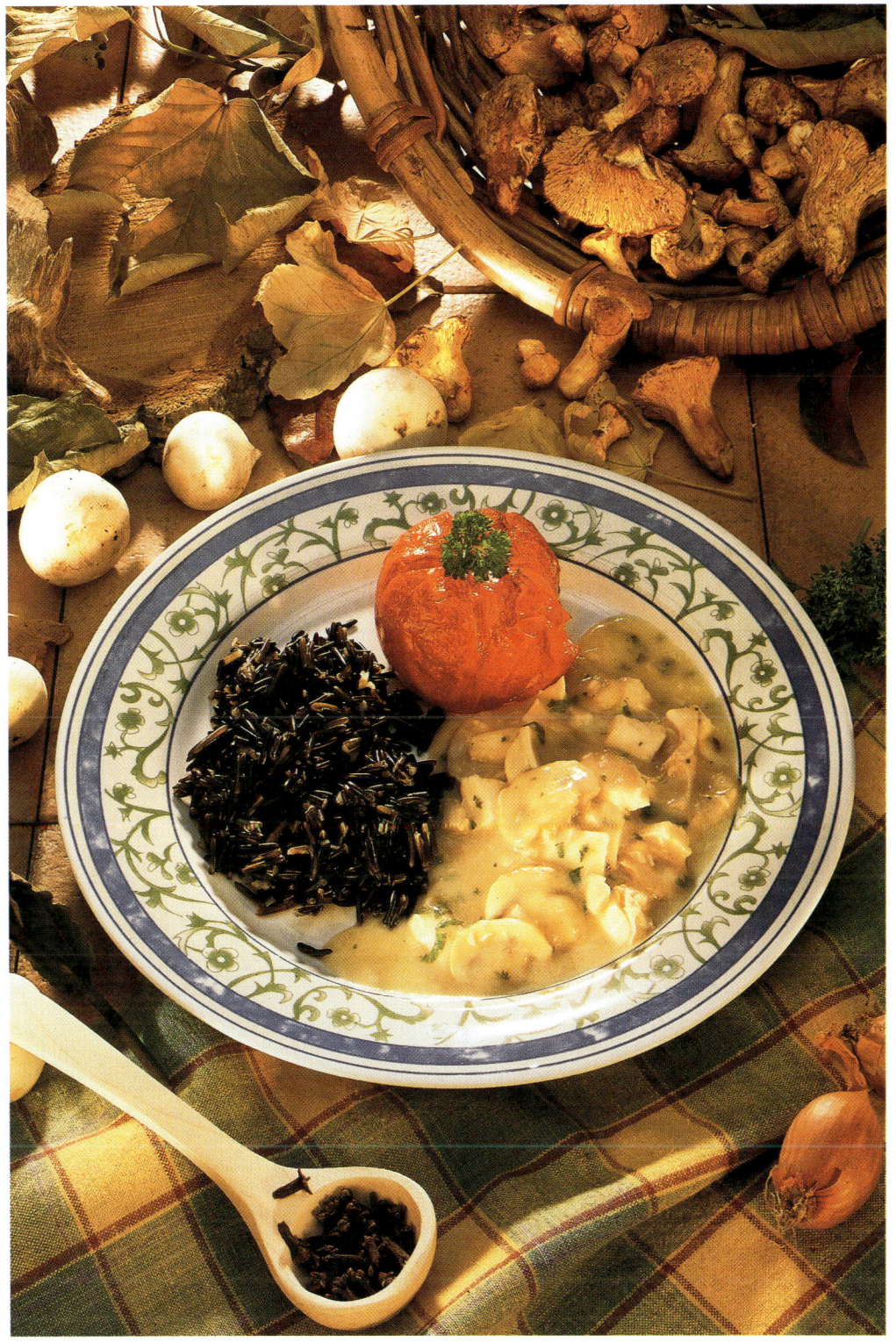

Hauptgerichte

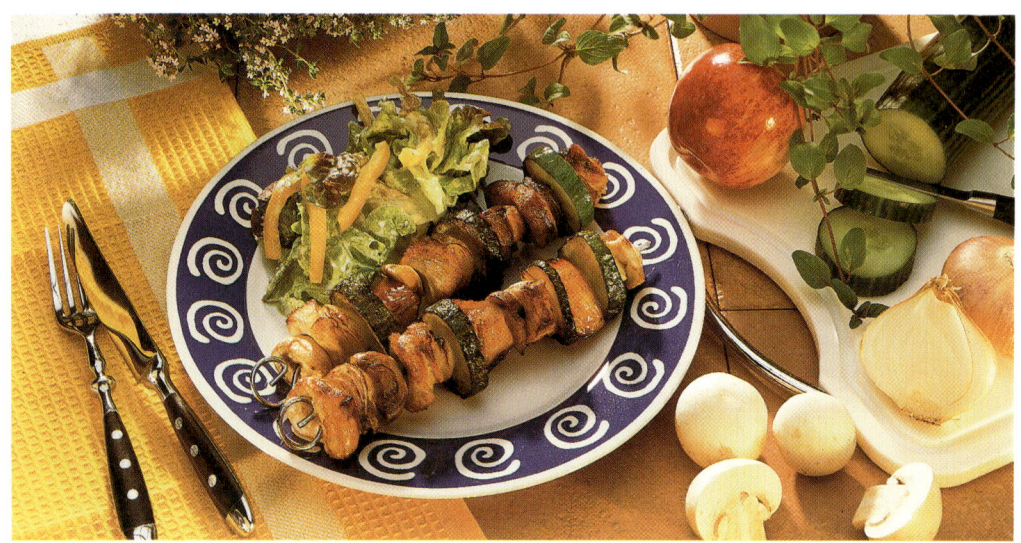

Gemüse-Fleisch-Spieße

• • •

2 Portionen
Zubereitungszeit: ca. 40 Min.

- *200 g Putenbrustfilet*
- *100 g Salatgurke*
- *1 großer Apfel*
- *2 kleine Zwiebeln*
- *100 g Champignons*
- *4 Schaschlikspieße*
- *½ TL Salz*
- *2 Prisen schwarzer Pfeffer*
- *½ TL Paprikapulver, edelsüß*
- *1 EL Öl*

1. Das Putenbrustfilet waschen und in etwa 2 cm dicke Würfel schneiden. Die Gurke mit der Schale waschen und in etwa 1 cm dicke Scheiben schneiden.

2. Den Apfel unter heißem Wasser waschen, vierteln und entkernen. Jedes Viertel in 3 Spalten teilen.

3. Die Zwiebeln schälen und vierteln. Die Champignons putzen, kurz waschen und je nach Größe eventuell halbieren.

4. Das Fleisch, die Gurken, die Apfelspalten, die Zwiebelviertel und die Champignons abwechselnd auf vier Spieße stecken.

5. Die Gemüse-Fleisch-Spieße mit Salz, Pfeffer und Paprikapulver würzen.

6. Das Olivenöl in einer Pfanne erhitzen und die Spieße darin von allen Seiten gut durchbraten.

**169 mg HS / 210 kcal /
27 g E / 7 g F / 10 g KH**

Tips

- *Dazu passen Salzkartoffeln und ein grüner Salat mit Paprikastreifen und Joghurtdressing.*
- *Wenn die Spieße zu stark bräunen, können Sie etwas Wasser in die Pfanne geben und das Ganze bei geschlossenem Deckel garschmoren lassen.*

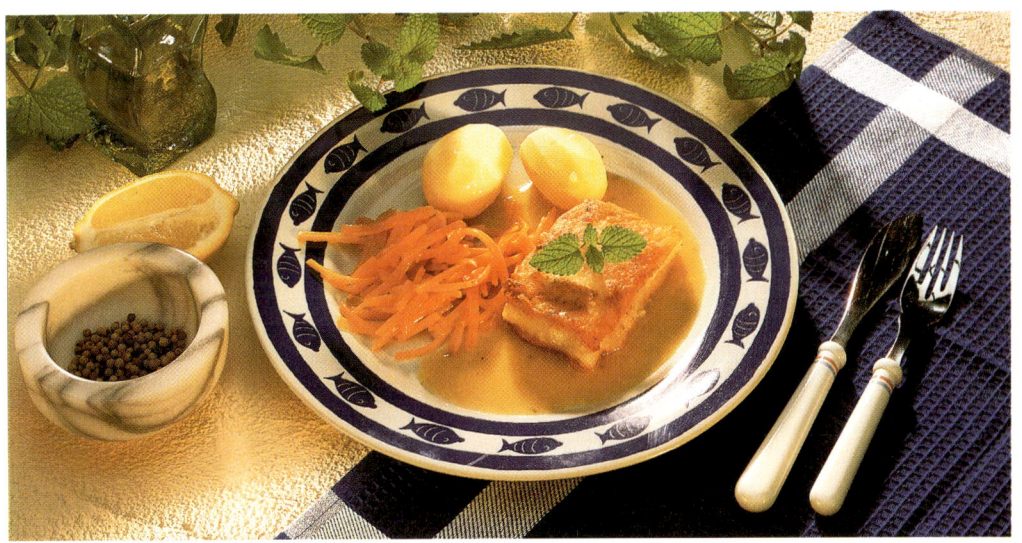

Meliertes Kabeljaufilet mit Zitronensauce

2 Portionen
Zubereitungszeit: ca. 40 Min.

- *2 kleine Kabeljaufilets, à 150 g*
- *1 Zitrone*
- *2 Prisen Salz*
- *2 Prisen schwarzer Pfeffer*
- *5 EL Mehl, Type 405*
- *1 EL Butter*
- *1/8 l Gemüsebrühe*
- *2 EL Öl*
- *1 Zweig Zitronenmelisse*

1. Die Kabeljaufilets abwaschen und mit Küchenkrepp trockentupfen. Die Zitrone auspressen.

2. Den Fisch mit dem Zitronensaft bepinseln und mit Salz sowie Pfeffer würzen. Auf einen Teller 4 Eßlöffel Mehl geben und den Fisch darin wenden.

3. Die Butter in einem Topf erhitzen, 1 Eßlöffel Mehl hineinstreuen und das Ganze gut verrühren. Die Mehlschwitze mit der Gemüsebrühe ablöschen und mit 1 bis 2 Eßlöffeln Zitronensaft würzen. Alles gut verrühren.

4. Das Öl in einer Pfanne erhitzen und die Kabeljaufilets darin goldbraun von beiden Seiten, bei mittlerer Temperatur braten.

5. Währenddessen die Zitronenmelisse waschen, trockentupfen, zwei Blättchen zur Seite legen, die anderen Blätter vom Stiel abzupfen, in feine Streifen schneiden und in die Sauce geben.

6. Zum Schluß die Kabeljaufilets auf Tellern anrichten, mit der Zitronensauce überziehen und mit der Zitronenmelisse garnieren.

182 mg HS / 320 kcal /
29 g E / 12 g F / 24 g KH

Hauptgerichte

Curryreis mit Fischwürfeln

2 Portionen
Zubereitungszeit: ca. 40 Min.

- *1 große Zwiebel*
- *1 Stange Staudensellerie*
- *1 EL Öl*
- *125 g Langkornreis*
- *½ TL Currypulver*
- *¼ l Gemüsebrühe*
- *½ TL Salz*
- *2 Prisen Cayennepfeffer*
- *200 g Kabeljaufilet*
- *3 EL Butter*
- *½ TL getrockneter Thymian*
- *2 EL Crème fraîche*

1. Die Zwiebel schälen und kleinwürfeln. Den Staudensellerie waschen und in feine Streifen schneiden.

2. Das Öl in einem Topf erhitzen und die Zwiebelwürfel zusammen mit dem Staudensellerie darin glasig dünsten.

3. Den Reis dazugeben und kurz anbraten. Den Curry auf den Reis streuen, und mit der Gemüsebrühe angießen. Das Ganze mit Salz und Cayennepfeffer würzen und zugedeckt etwa 10 Minuten quellen lassen.

4. Inzwischen das Fischfilet unter kaltem Wasser kurz abspülen und mit einem Küchenkrepp trockentupfen. Den Fisch grob würfeln.

5. Die Butter in einer Pfanne erhitzen und den Thymian dazugeben. Die Fischwürfel in der Thymianbutter kurz anbraten, die Pfanne vom Herd nehmen und die Crème fraîche hineinrühren.

6. Anschließend den Fisch zusammen mit dem Sud vorsichtig unter den Curryreis mischen.

214 mg HS / 540 kcal /
24 g E / 26 g F / 54 g KH

Tip

- *Dazu paßt ein Gurkensalat oder ein knackiger Blattsalat der Saison.*

Variation

- *Anstelle des Staudenselleries können Sie auch eine kleine Stange Lauch verwenden.*

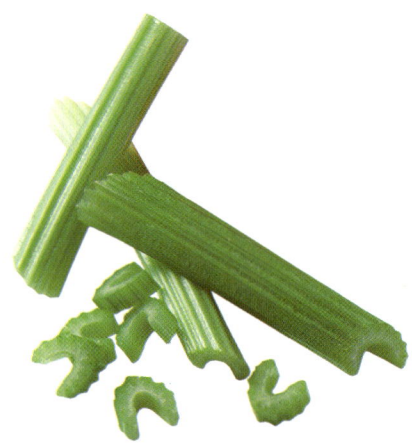

Kartoffel-Zucchini-Gratin

2 Portionen
Zubereitungszeit: ca. 90 Min.
(davon 30–40 Min. Backzeit)

- 300 g Kartoffeln
- 2 Zucchini
- 1 TL Butter
- 4 EL Crème fraîche
- 2 EL Magerquark
- 100 ml Milch (1,5 % Fett)
- 1/2 TL getrocknetes Basilikum
- 1/2 TL getrockneter Oregano
- 1/4 TL getrockneter Thymian
- 1/2 TL Salz
- 1 Prise schwarzer Pfeffer
- 1 TL Pinienkerne
- 5 EL geriebener Emmentaler

1. Die Kartoffeln schälen, waschen und in dünne Scheiben schneiden. Die Zucchini putzen, waschen und ebenfalls in Scheiben schneiden.

2. Eine kleine feuerfeste Form mit der Butter einfetten. Den Backofen auf 180°C vorheizen. Abwechselnd die Kartoffel- und die Zucchinischeiben in die gefettete Auflaufform schichten.

3. Die Crème fraîche mit dem Magerquark, der Milch und den getrockneten Kräutern zu einer Sauce verrühren. Die Sauce mit Salz sowie Pfeffer würzen und auf das Gemüse gießen.

4. Den Auflauf auf der mittleren Schiene im Backofen 15 bis 20 Minuten backen. Ihn anschließend herausnehmen, die Pinienkerne sowie den geriebenen Käse darauf streuen und weitere 15 bis 20 Minuten im Ofen goldgelb backen.

52 mg HS / 330 kcal / 17 g E / 15 g F / 30 g KH

Tips

- *Dazu paßt ein bunter Salat mit Oliven und Paprikastreifen.*
- *Wenn das Gratin schon vor Ende der Backzeit goldbraun ist, decken Sie die Form einfach mit Alufolie ab.*

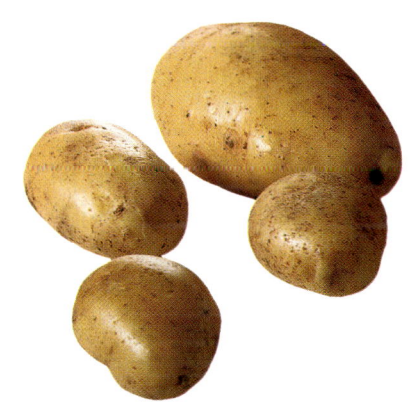

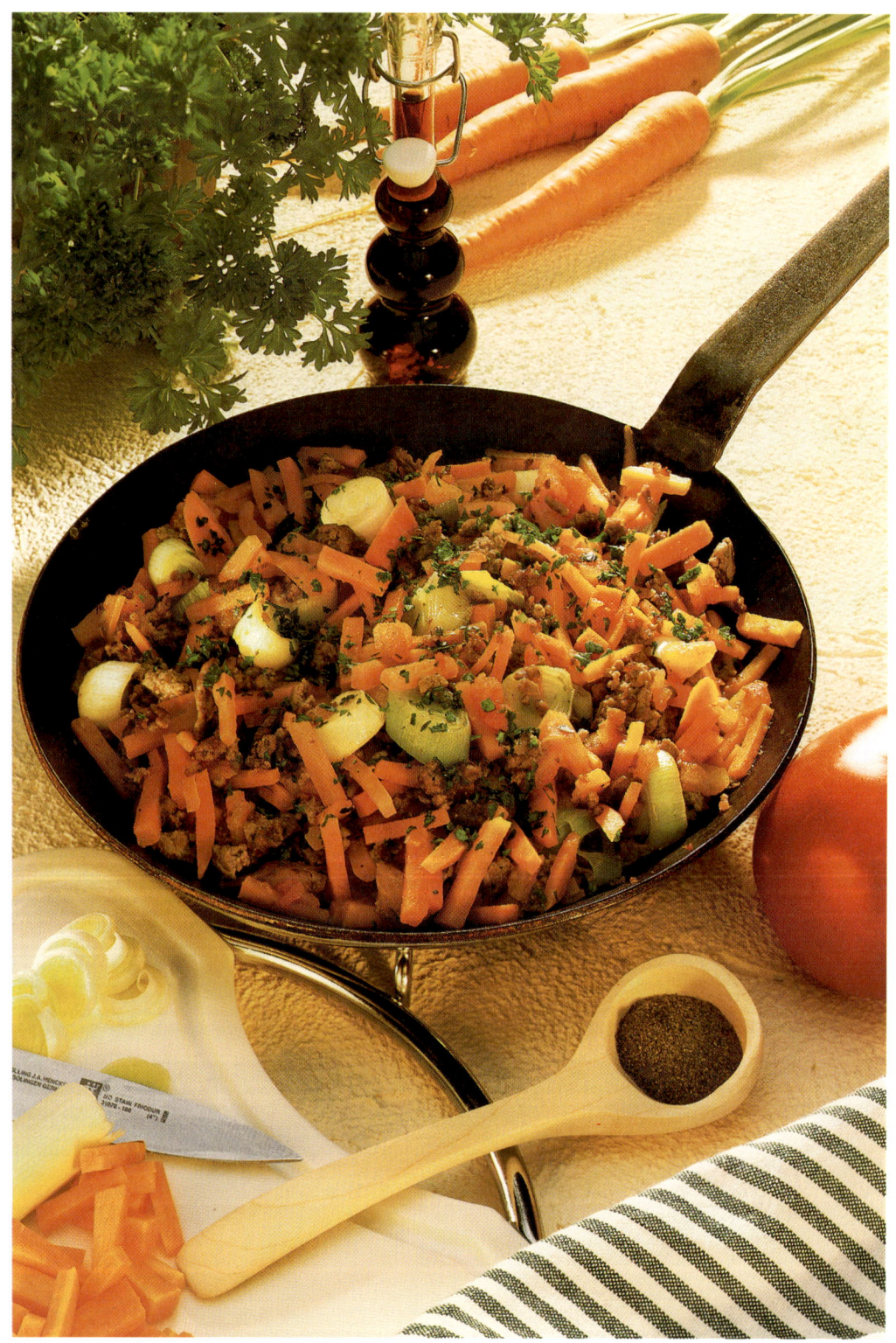

Hauptgerichte

Gemüse-Fleisch-Pfanne

2 Portionen
Zubereitungszeit: ca. 1 Std.
(davon ca. 25 Min. Garzeit)

- 3 Karotten
- 1 Stange Lauch
- 1 Fleischtomate
- 1 EL Butter
- 1/8 l Gemüsebrühe
- 1/2 TL Salz
- 1/4 TL schwarzer Pfeffer
- 150 g Rinderhackfleisch
- 3 Spritzer Sojasauce
- 1/2 Bund Petersilie

1. Die Karotten schälen, waschen und in etwa 2 cm lange Stifte schneiden.

2. Den Lauch putzen, die welken Blätter entfernen und halbieren. Ihn in etwa 1 cm breite Streifen schneiden, anschließend gründlich waschen und in einem Sieb abtropfen lassen.

3. Reichlich Wasser zum Kochen bringen. Die Tomate über Kreuz einritzen und für etwa 15 Sekunden in kochendes Wasser legen. Sie dann herausnehmen, kalt abschrecken und enthäuten. Das Fruchtfleisch kleinwürfeln.

4. Die Hälfte der Butter in einem Topf erhitzen. Die Karotten etwa 3 Minuten darin andünsten. Das Ganze mit der Gemüsebrühe angießen und etwa 15 Minuten darin garen.

5. Die Lauchstreifen und die Tomatenwürfel dazugeben, alles mit Salz sowie Pfeffer würzen und nochmals etwa 5 Minuten köcheln lassen.

6. Inzwischen die restliche Butter in einer Pfanne erhitzen und das Rinderhackfleisch darin in 5 bis 8 Minuten stark anbraten.

7. Das Gemüse zum Fleisch geben, mit der Sojasauce würzen und alles gut verrühren.

8. Die Petersilie waschen, trockentupfen und die dickeren Stiele entfernen. Die dünneren Stiele und die Blätter fein hacken.

9. Zum Schluß die gehackte Petersilie auf die Gemüse-Fleisch-Pfanne streuen.

138 mg HS / 320 kcal / 20 g E / 16 g F / 24 g KH

Tip

- *Servieren Sie zur Gemüse-Fleisch-Pfanne Salzkartoffeln oder Vollkornreis.*

Variation

- *Statt des Lauchs können Sie auch eine Zucchini oder eine Gurke verwenden. Die Gurke sollten Sie aber vorher mit einem Teelöffel entkernen und in etwa 1 cm breite Streifen schneiden.*

Sauerkrautauflauf

2 Portionen
Zubereitungszeit: ca. 75 Min.
(davon ca. 15 Min. Backzeit)

- *400 g Sauerkraut*
- *1/8 l Gemüsebrühe*
- *1 Lorbeerblatt*
- *2 Wacholderbeeren*
- *200 g Kartoffeln*
- *1/2 l Salzwasser*
- *2 Zwiebeln*
- *1 kleiner Apfel*
- *1 TL Butter*
- *1/2 TL Salz*
- *2 Prisen schwarzer Pfeffer*
- *1/2 TL Paprikapulver, edelsüß*
- *200 g saure Sahne*
- *2 dünne Scheiben Edamer*

1. Das Sauerkraut, das Lorbeerblatt und die Wacholderbeeren in der Gemüsebrühe etwa 10 Minuten kochen.

2. Die Kartoffeln schälen, waschen, halbieren und in dünne Scheiben schneiden. Diese im Salzwasser etwa 15 Minuten kochen, bis sie gerade gar sind.

3. Die Zwiebeln schälen und in feine Ringe schneiden. Den Apfel waschen, schälen und vierteln. Das Kerngehäuse entfernen und das Fruchtfleisch in sehr dünne Spalten schneiden.

4. Die Butter in einer Pfanne erhitzen und die Zwiebeln darin glasig dünsten. Kurz bevor die Zwiebeln glasig sind, die Apfelspalten mitdünsten und dann alles beiseite stellen.

5. Den Backofen auf 200° C vorheizen. Die Zwiebelmasse mit je 1 Prise Salz, Pfeffer und Paprika würzen.

6. Das Lorbeerblatt und die Wacholderbeeren aus dem Sauerkraut herausnehmen. Es in eine kleine, feuerfeste Form geben.

7. Die gewürzte Zwiebelmasse auf das Sauerkraut geben und die gegarten Kartoffelscheiben auf der Zwiebelmasse verteilen.

8. Die saure Sahne mit einem Schneebesen glattrühren. Ihn mit dem restlichen Salz, der Prise Pfeffer sowie mit dem restlichen Paprikapulver würzen und das Ganze auf dem Auflauf glattstreichen.

9. Zum Schluß zwei Scheiben Edamer auf den Auflauf legen und ihn im Ofen auf der mittleren Schiene in 10 bis 15 Minuten überbacken.

**74 mg HS / 330 kcal /
17 g E / 16 g F / 27 g KH**

Tip

- *Dazu paßt ein frischer Blattsalat mit Joghurtdressing und einigen würzigen Croûtons.*

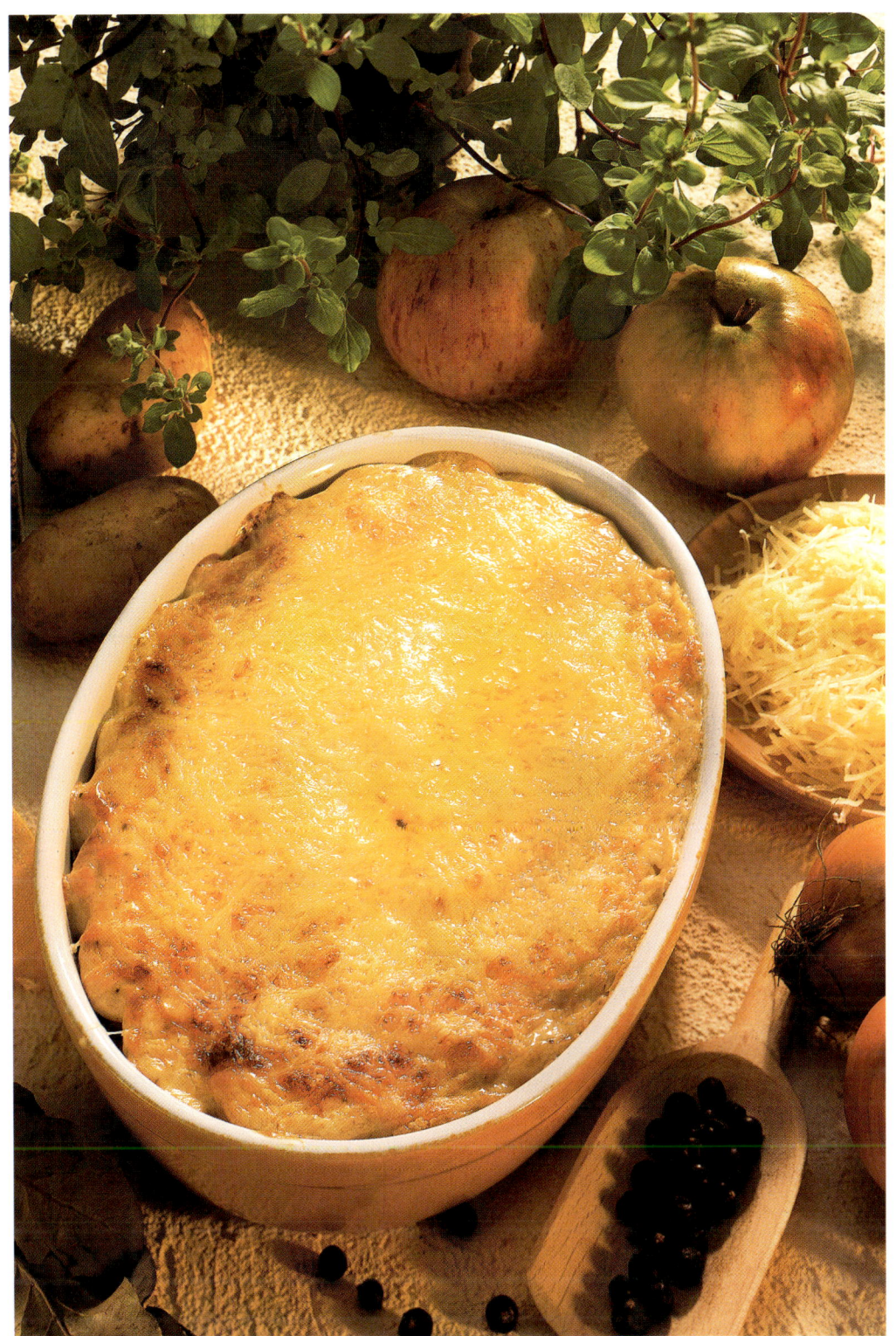

Hauptgerichte

Gemüseeintopf

• • •

2 Portionen
Zubereitungszeit: ca. 60 Min.

- *1 Zwiebel*
- *250 g Weißkraut*
- *250 g Kartoffeln*
- *125 g Karotten*
- *1 EL Öl*
- *1/2 TL Salz*
- *1 Prise schwarzer Pfeffer*
- *1/2 TL Kümmel*
- *1/4 l Gemüsebrühe*
- *1/2 Bund Petersilie*

1. Die Zwiebel schälen und in dünne Scheiben schneiden. Das Weißkraut putzen und in feine Streifen schneiden. Die Kartoffeln und die Karotten waschen, schälen und beides in dünne Scheiben schneiden.

2. In einem größeren Topf das Öl erhitzen und die Zwiebelscheiben darin glasig dünsten.

3. Dann das Gemüse abwechselnd in den Topf schichten. Dabei jede Lage mit Salz, Pfeffer und Kümmel würzen.

4. Die Gemüsebrühe auf den Eintopf gießen. Den Topf mit einem Deckel schließen und das Ganze bei mittlerer Hitze 45 bis 60 Minuten gar köcheln lassen.

5. Währenddessen die Petersilie waschen, trockentupfen und die dickeren Stiele entfernen. Die Blätter und die dünneren Stiele fein hacken.

6. Kurz vor dem Servieren den Eintopf mit der gehackten Petersilie bestreuen.

62 mg HS / 210 kcal / 6 g E / 8 g F / 29 g KH

Tip

- *Dazu paßt ein Vollkornbrötchen.*

Variation

- *Verwenden Sie anstelle der Kartoffeln dieselbe Menge Topinambur. Sie brauchen diese Früchte nicht zu schälen, es reicht, sie gründlich abzubürsten.*

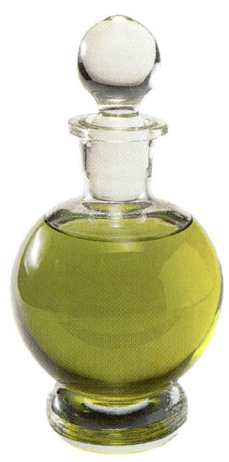

Gemüsesuppe mit Käsebällchen

2 Portionen
Zubereitungszeit: ca. 70 Min.
(davon ca. 30 Min. Ruhezeit
und ca. 15 Min. Garzeit)

Für die Gemüsesuppe
- 100 g Blumenkohl
- 100 g Karotten
- 100 g Zucchini
- 1/2 l Gemüsebrühe

Für die Käsebällchen
- 50 g Butter
- 1 Ei
- 1 Eigelb
- 1 TL Salz
- 1 Prise geriebene Muskatnuß
- 6 EL gemahlene Haselnüsse
- 30 g Appenzeller
- 120 g Mehl, Type 405
- 3 Zweige Petersilie

1. Für die Suppe das Gemüse putzen, waschen, schälen und in mundgerechte Stücke schneiden. Die Gemüsebrühe in einem Topf erhitzen und das Gemüse darin zugedeckt garen.

2. Für die Käsebällchen die Butter schaumig rühren und mit 1 Eßlöffel Gemüsebrühe, dem Ei, dem Eigelb, dem Salz und der geriebenen Muskatnuß mischen.

3. Die gemahlenen Haselnüsse, den geriebenen Käse und das Mehl unter die Eimasse kneten. Diesen Teig für 20 bis 30 Minuten in den Kühlschrank stellen.

4. Aus dem Käseteig Kugeln formen und die Hälfte davon etwa 15 Minuten in der Gemüsesuppe mitköcheln lassen.

5. Die Petersilie waschen, trockentupfen und die dickeren Stiele entfernen. Die dünnen Stiele und die Blätter fein hacken. Zum Schluß die gehackte Petersilie auf die Gemüsesuppe streuen.

41 mg HS / 350 kcal /
10 g E / 24 g F / 25 g KH

Tips

- *Dazu paßt Vollkornbrot mit etwas Butter.*
- *Die restliche Hälfte der Käsebällchen können Sie im Kühlschrank etwa 2 Tage aufbewahren oder einfrieren.*

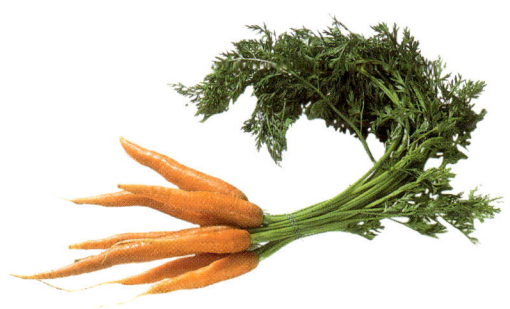

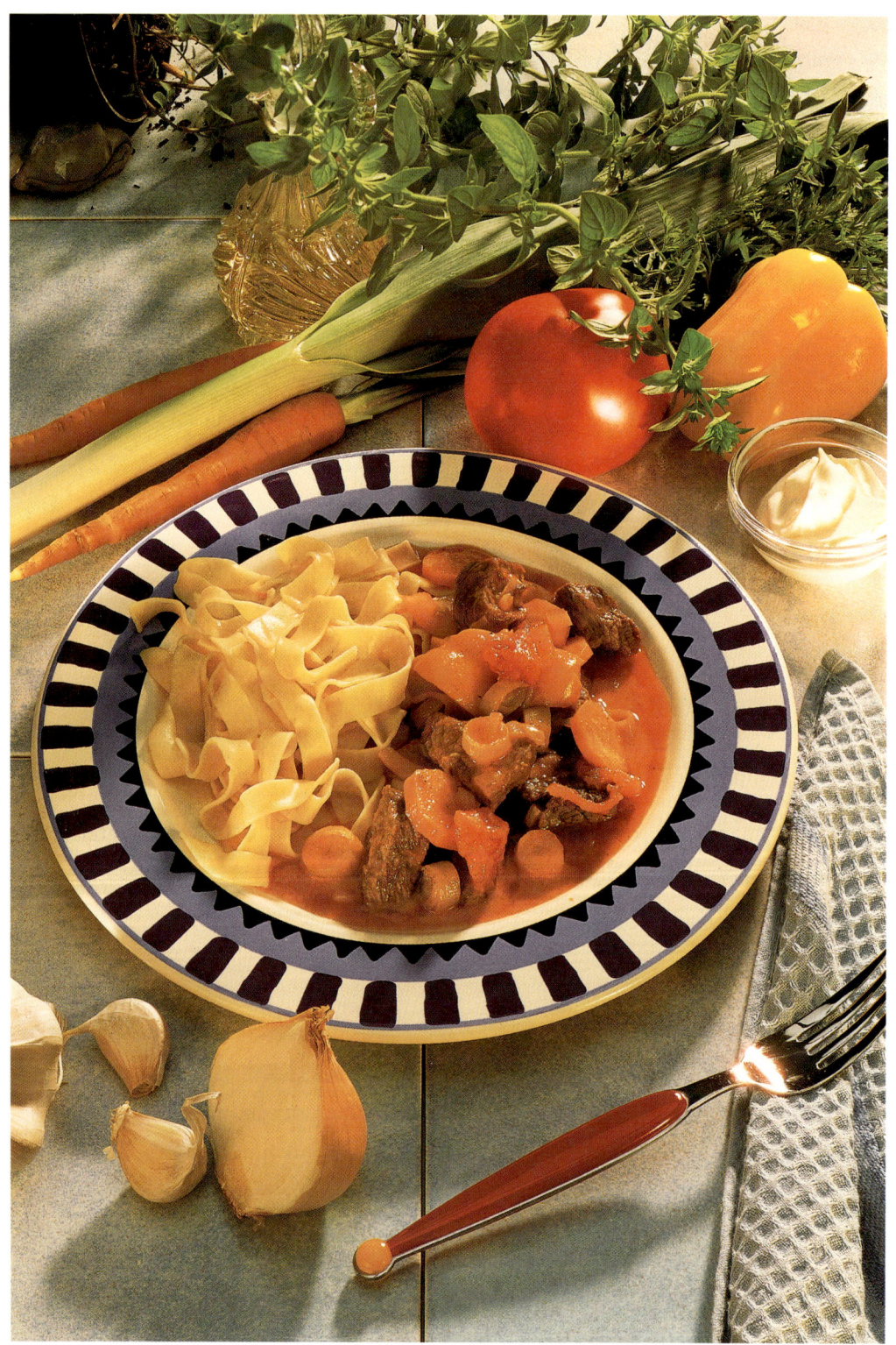

Hauptgerichte

Gulasch mit Gemüse

• • •

2 Portionen
Zubereitungszeit: ca. 2½ Std.
(davon 60–90 Min. Schmorzeit)

- 200 g Rindfleisch (aus Schulter oder Keule)
- 150 g Zwiebeln
- 1 Knoblauchzehe
- 1 kleine, gelbe Paprikaschote
- 1 Karotte
- 1 kleine Stange Lauch
- 1 Fleischtomate
- 1 EL Öl
- 1 EL Margarine
- 2 EL Tomatenmark
- ½ TL Salz
- 2 Prisen schwarzer Pfeffer
- 1 TL Paprikapulver, edelsüß
- ¼ l Fleischbrühe
- 2 EL Crème fraîche

1. Das Rindfleisch waschen und mit einem Küchenkrepp trockentupfen. Es anschließend in etwa 3 cm große Würfel schneiden.

2. Die Zwiebeln schälen und grob würfeln. Die Knoblauchzehe schälen und sehr fein hacken.

3. Die Paprikaschote waschen, putzen, die Kerne sowie die Innenwände entfernen und in grobe Würfel schneiden.

4. Die Karotte schälen und in Scheiben schneiden. Von dem Lauch die welken Blätter entfernen, ihn halbieren und in schmale Streifen schneiden. Diese sehr gründlich waschen und gut abtropfen lassen.

5. Reichlich Wasser zum Kochen bringen. Die Tomate über Kreuz einritzen und für etwa 15 Sekunden ins kochende Wasser geben. Sie anschließend herausnehmen, kalt abschrecken und die Haut abziehen. Das Fruchtfleisch in grobe Würfel schneiden.

6. Das Öl sowie die Margarine in einer hohen Pfanne erhitzen und das Rindfleisch darin stark anbraten. Die Zwiebeln sowie den Knoblauch zum Fleisch geben und so lange mitbraten, bis die Zwiebeln glasig sind.

7. Dann das Tomatenmark dazugeben und mitbraten. Die Paprikawürfel, die Karottenscheiben, den Lauch sowie die Tomatenwürfel dazugeben und das Ganze mit Salz, Pfeffer und Paprikapulver nach Belieben würzen.

8. Das Gulasch mit der Fleischbrühe aufgießen und alles zusammen 60 bis 90 Minuten bei mittlerer Hitze schmoren lassen, bis die Fleischwürfel schön zart sind.

9. Das Gulasch nach der Schmorzeit noch einmal pikant mit Pfeffer, Salz sowie Paprikapulver abschmecken, die Crème fraîche darunterrühren und das Ganze sofort servieren.

164 mg HS / 400 kcal / 25 g E / 27 g F / 15 g KH

Tip

- *Es lohnt sich, gleich die doppelte Menge vom Gulasch zuzubereiten, da es sich gut einfrieren läßt.*

Pochierte Eier auf Blattspinat

• • •

2 Portionen
Zubereitungszeit: ca. 60 Min.

- *200 g frischer Blattspinat*
- *2 TL Salz*
- *30 g Butter*
- *1 kleine Zwiebel*
- *1 Knoblauchzehe*
- *1 Prise schwarzer Pfeffer*
- *1 Prise gemahlene Muskatnuß*
- *1 TL Crème fraîche*
- *1 EL Essig*
- *2 Eier*

1. Den Blattspinat putzen, die groben Stiele entfernen, gründlich waschen und in einem Sieb abtropfen lassen.

2. Etwa 1 l Wasser mit 1/2 Teelöffel Salz zum Kochen bringen. Den Blattspinat im Salzwasser etwa 3 Minuten blanchieren. Ihn anschließend mit kaltem Wasser abschrecken und in einem Sieb gut abtropfen lassen.

3. Die Zwiebel schälen und kleinschneiden. Die Knoblauchzehe schälen und durch eine Presse drücken.

4. Die Butter in einem kleinen Topf zergehen lassen. Die Zwiebelwürfel und den Knoblauch darin glasig dünsten.

5. Den Blattspinat zu den Zwiebeln geben und mitdünsten. Das Ganze mit etwa 1/4 Teelöffel Salz, dem Pfeffer und der Muskatnuß würzen.

6. Dem Spinat eventuell noch etwas Wasser hinzugeben, damit er nicht anbrennt. (Meistens reicht das Wasser vom Blanchieren aus.)

7. Nach etwa 10 Minuten Garzeit den Spinat vom Herd nehmen und die Crème fraîche darunterziehen. Ihn nochmals kräftig mit Pfeffer und Salz abschmecken.

8. Inzwischen 1 Liter Wasser mit 1 Teelöffel Salz und dem Essig zum Kochen bringen. Die Eier einzeln in eine Tasse aufschlagen.

9. Den Rand der Tasse in das siedende Wasser tauchen und das Ei hineinrutschen lassen. Dann das zweite Ei auf die gleiche Weise in das Wasser geben. Die Eier nun etwa 3 Minuten garköcheln lassen.

10. Den Blattspinat auf zwei Tellern anrichten. Die Eier mit einem Schaumlöffel aus dem Wasser heben, abtropfen lassen und auf den Spinat legen.

62 mg HS / 230 kcal / 10 g E / 20 g F / 3 g KH

Tips

- *Dazu paßt eine große Portion Pellkartoffeln.*
- *Es ist wichtig, daß das Essigwasser nicht mehr sprudelnd kocht, da das Aussehen der Eier sehr darunter leidet.*

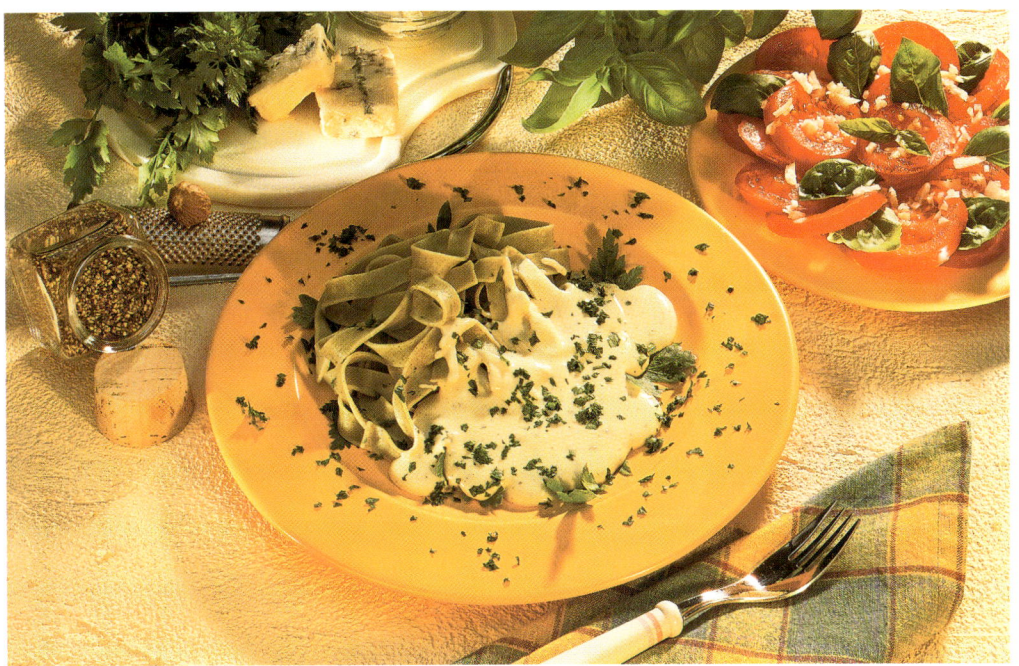

Grüne Nudeln mit Käsesauce

● ● ●

2 Portionen
Zubereitungszeit: ca. 30 Min.

- *250 g grüne Nudeln*
- *1 TL Salz*
- *100 g weicher Schimmelkäse (z. B. Gorgonzola)*
- *100 g Frischkäse, kalorienreduziert*
- *2 EL süße Sahne*
- *2 EL saure Sahne*
- *¼ TL schwarzer Pfeffer*
- *1 Prise geriebene Muskatnuß*
- *1 EL gehackte Petersilie*

1. Die grünen Nudeln in reichlich Salzwasser 8 bis 10 Minuten kochen bis sie bißfest sind. Sie dann abschrecken und abtropfen lassen.

2. Inzwischen die Butter in einem kleinen Topf erhitzen. Den Schimmelkäse sowie den Frischkäse dazugeben und beides darin schmelzen lassen, dabei ständig rühren.

3. Die süße Sahne sowie den Sauerrahm mischen und dann ebenfalls zum Käse geben. Mit dem Pfeffer und der geriebenen Muskatnuß die Käsesauce pikant abschmecken.

4. Die Nudeln auf zwei Tellern anrichten. Die Käsesauce darauf verteilen und das Ganze mit der gehackten Petersilie bestreuen.

**118 mg HS / 730 kcal /
30 g E / 29 g F / 87 g KH**

Käsespätzle

• • •

2 Portionen
Zubereitungszeit: ca. 45 Min.
(davon ca. 15 Min. Backzeit)

- 2 TL Salz
- 250 g Spätzle oder Knöpfle
- 1 große Zwiebel
- ½ Bund Petersilie
- 1 TL Butter
- 3 Prisen geriebene Muskatnuß
- 3 Prisen schwarzer Pfeffer
- 200 g geriebener Emmentaler

1. Reichlich Salzwasser zum Kochen bringen und die Nudeln darin etwa 10 Minuten kochen. Sie sollten bißfest sein. Die Spätzle in ein Sieb abschütten, mit kaltem Wasser abschrecken und abtropfen lassen.

2. Die Zwiebel schälen und kleinschneiden. Die Petersilie waschen, trockentupfen und die dickeren Stiele entfernen. Die dünneren Stiele und die Blätter fein hacken.

3. Die Butter in einem Topf erhitzen, die Zwiebeln darin glasig dünsten, die gehackte Petersilie hinzufügen und kurz mitdünsten. Eventuell 1 Eßlöffel Wasser zu den Zwiebeln geben, damit sie nicht zu dunkel werden.

4. Den Backofen auf 200°C vorheizen. In eine feuerfeste Form schichtweise erst ⅓ Spätzle hineingeben, sie mit 1 Prise Muskatnuß und 1 Prise Pfeffer würzen. Dann ⅓ der Zwiebel-Petersilien-Masse und anschließend ⅓ von dem geriebenen Käse darüberstreuen. Die Auflaufform weiter schichtweise füllen bis die letzte Schicht mit dem geriebenen Käse endet.

5. Die Käsespätzle auf der mittleren Schiene des Backofens etwa 15 Minuten überbacken.

90 mg HS / 850 kcal /
45 g E / 35 g F / 87 g KH

Tips

- *Dazu paßt ein knackiger Blattsalat.*
- *Sie können die Käsespätzle auch im Mikrowellengerät erwärmen. Wählen Sie dazu 600 Watt und 3 Minuten.*

Variation

- *Schön saftig werden die Käsespätzle, wenn Sie noch 1 Tomate in kleinen Würfeln hineinschichten.*

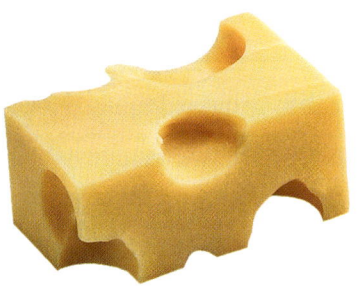

Gekochte Eier mit Kräutersauce

2 Portionen
Zubereitungszeit: ca. 40 Min.

- 2 EL Magerquark
- 100 g saure Sahne (10 % Fett)
- 2 EL Crème fraîche
- 2 EL Joghurt (1,5 % Fett)
- 1 TL mittelscharfer Senf
- 2 Prisen schwarzer Pfeffer
- 2 Prisen Paprikapulver, edelsüß
- 1 Prise Zucker
- 1 Prise Cayennepfeffer
- ½ Bund Petersilie
- ¼ Bund Dill
- ½ Bund Schnittlauch
- 5 Eier
- 2 Radieschen

1. Den Quark mit der sauren Sahne, der Crème fraîche, dem Joghurt und dem Senf verrühren. Salz, Pfeffer, Paprikapulver, Zucker und Cayennepfeffer unter die Sauce mischen.

2. Die Petersilie und den Dill waschen, trockentupfen und die dickeren Stiele entfernen. Die dünneren Stiele und die Blätter fein hacken. Den Schnittlauch waschen, trockentupfen und in feine Ringe schneiden. Die Kräuter unter die Sauce mischen.

3. Die Eierschalen mit einer Nadel einstechen und etwa in 10 Minuten in reichlich Wasser hartkochen. Sie anschließend mit kaltem Wasser abschrecken.

4. Inzwischen die Radieschen waschen, abtrocknen, von den Blättern befreien und in dünne Scheiben schneiden.

5. Ein Ei gleich schälen, sehr fein würfeln und unter die Sauce mischen. Die restlichen Eier ebenfalls schälen und der Länge nach halbieren.

6. Die Eihälften auf 2 Tellern anrichten und die Kräutersauce darauf geben.

11 mg HS / 350 kcal / 25 g E / 25 g F / 6 g KH

Tip

- *Dazu passen Pellkartoffeln oder 2 große Grilltomaten.*

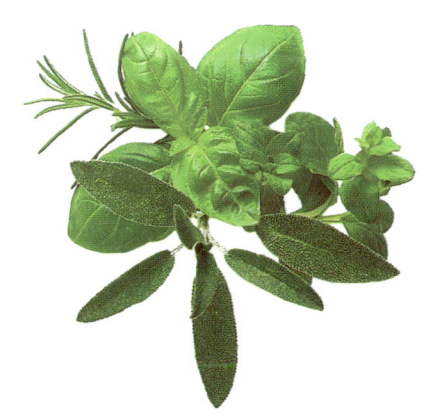

Gemüsekuchen

• • •

4 Portionen
Zubereitungszeit: ca. 120 Min.
(davon ca. 50 Min. Backzeit)

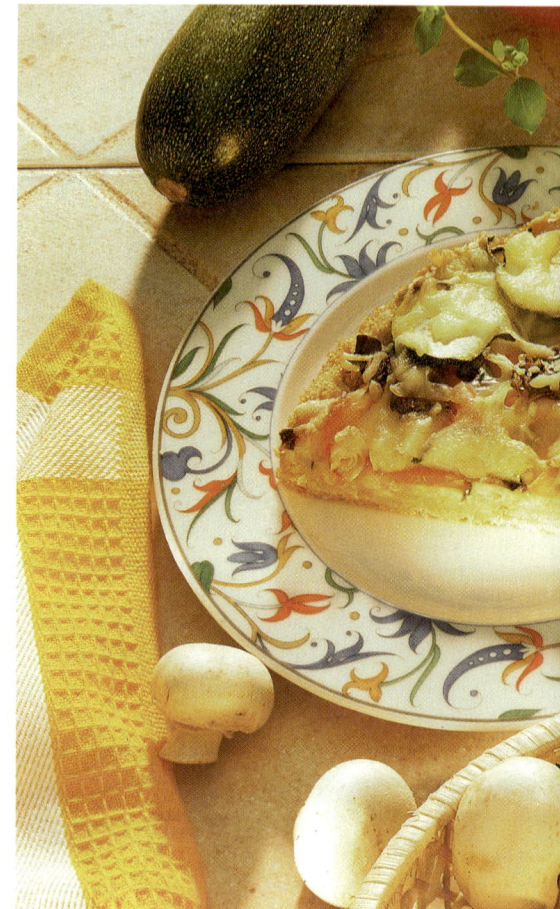

Für den Teig
- 100 g Butter
- ¼ TL Salz
- abgeriebene Schale von einer unbehandelten Zitrone
- 1 Prise geriebene Muskatnuß
- 1 Prise Cayennepfeffer
- 1 Ei
- 2 EL Crème fraîche
- 160 g Mehl, Type 405
- ¼ TL Backpulver
- 3 EL Milch (1,5 % Fett)

Für den Belag
- 1 kleine Zucchini
- 1 Karotte
- 1 Fleischtomate
- 3 Lauchzwiebeln
- 70 g Champignons
- ½ TL Salz
- 1 Prise schwarzer Pfeffer
- 1 Prise Paprikapulver
- ¼ TL getrockneter Oregano
- 100 g geriebener Emmentaler
- 1 TL Butter für die Form

1. Für den Teig die weiche Butter mit dem Salz, der abgeriebenen Zitronenschale, der Muskatnuß und dem Cayennepfeffer schaumig rühren.

2. Das Ei und die Crème fraîche unter die Butter ziehen. Das Mehl mit dem dem Backpulver mischen, durch ein Sieb auf die Buttermasse streuen und zusammen mit der Milch darunterrühren. Den Teig beiseite stellen und ruhen lassen.

3. Den Backofen auf 160° C vorheizen. Eine Springform von etwa 26 cm Durchmesser mit der Butter einfetten.

4. Die Zucchini gründlich waschen, die Karotte schälen und beides in dünne Scheiben schneiden.

5. Reichlich Wasser zum Kochen bringen. Die Tomate über Kreuz einritzen, für etwa 15 Sekunden ins kochende Wasser legen, dann herausnehmen und kalt abschrecken. Die Tomate enthäuten, den Stielansatz entfernen und das Fruchtfleisch in Scheiben schneiden.

6. Die Lauchzwiebeln putzen, waschen und in dünne Ringe schneiden. Die Champignons waschen, putzen und anschließend in Scheiben schneiden.

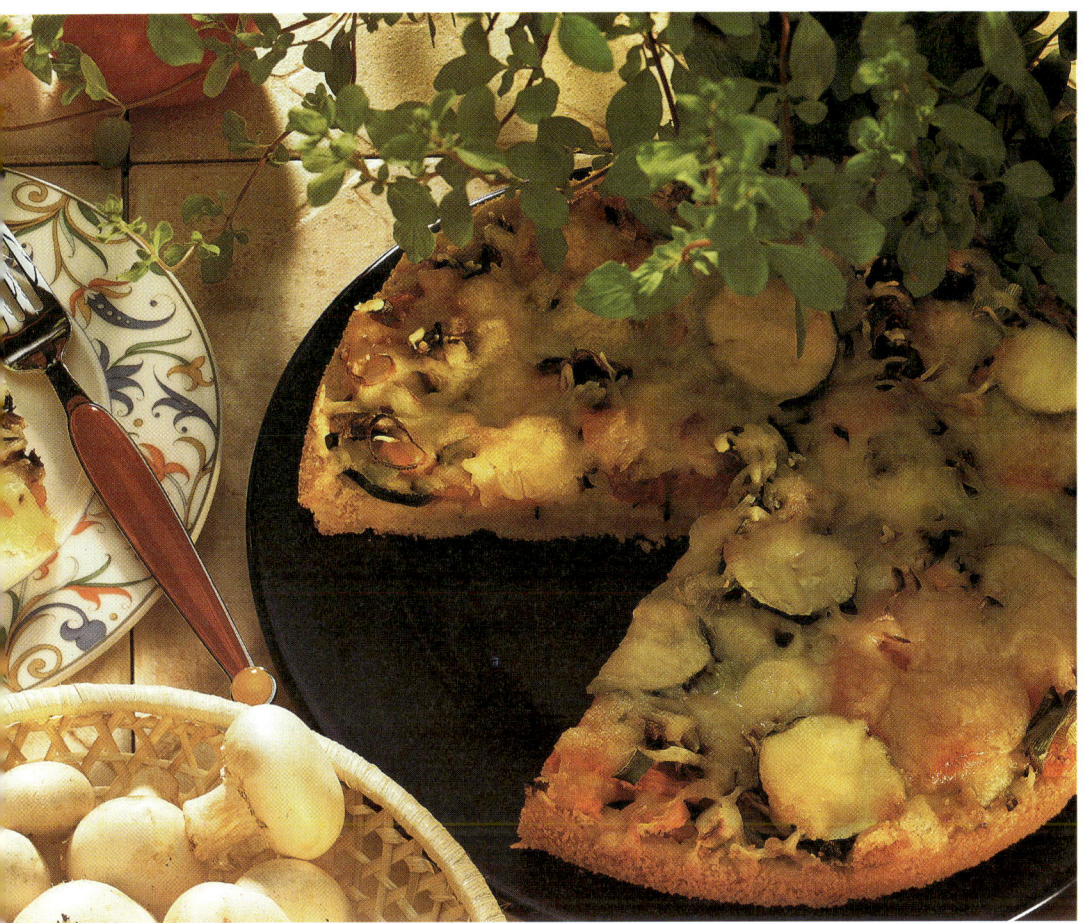

7. In der gefetteten Springform den Teig glattstreichen. Das Gemüse auf dem Teig verteilen und mit Salz, Pfeffer, Paprikapulver sowie Oregano würzen. Zum Schluß den geriebenen Käse auf dem Gemüse gleichmäßig verteilen.

8. Den Gemüsekuchen im Backofen auf der mittleren Schiene etwa 50 Minuten backen. Ihn in der Form etwa 10 Minuten abkühlen lassen, dann sofort servieren.

46 mg HS / 500 kcal /
16 g E / 34 g F / 34 g KH

Tip

* *Der Gemüsekuchen läßt sich gut vorbereiten und bietet sich daher als Gästeessen an.*

Variation

* *Für dieses Gericht können Sie auch andere Gemüsesorten, wie zum Beispiel Paprika, Mais und Auberginen, verwenden.*

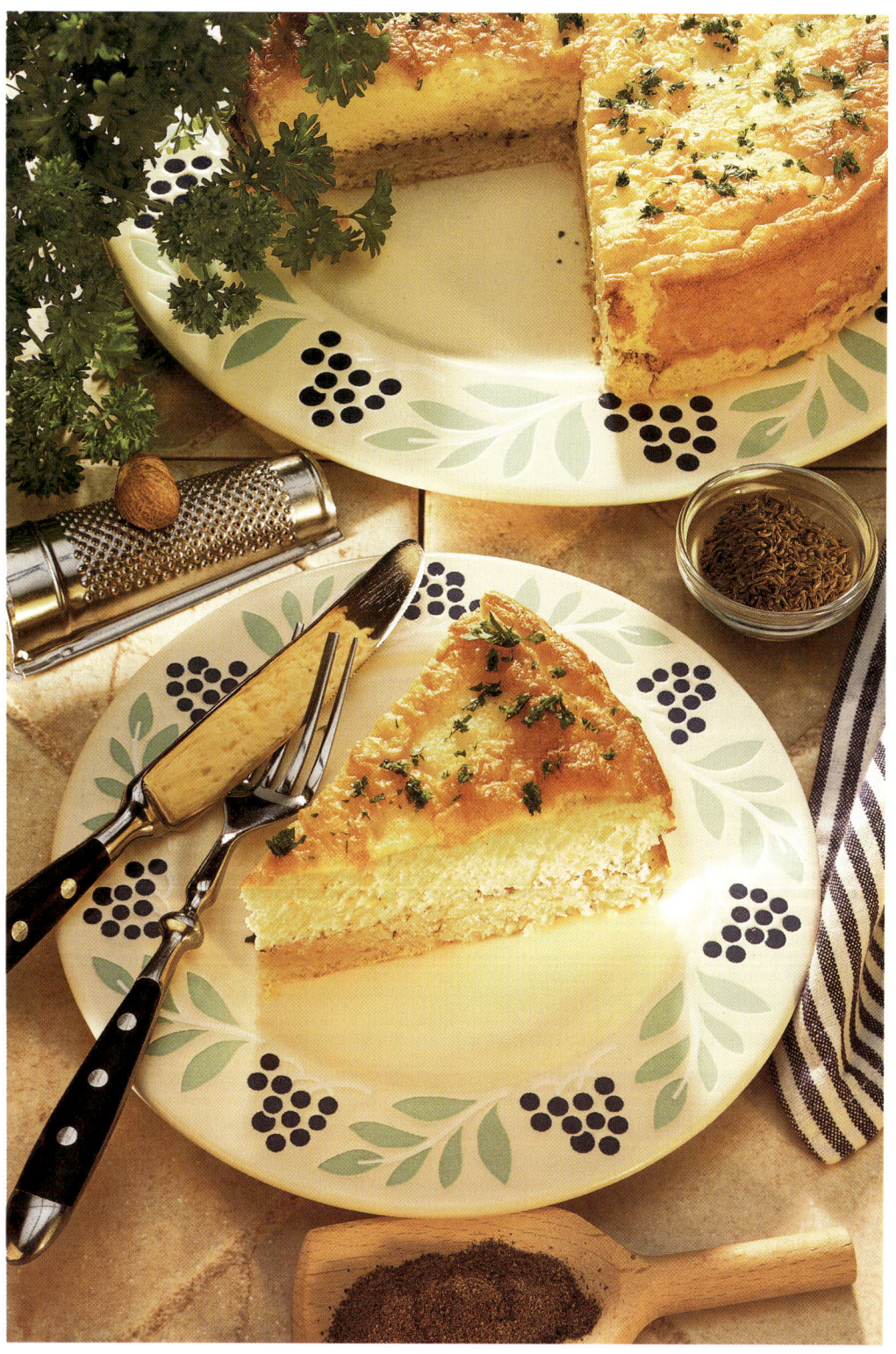

84

Hauptgerichte

Kartoffeltorte

4 Portionen
Zubereitungszeit: ca. 2 Std.
(davon ca. 30 Min. Zeit zum Ruhen
und ca. 50 Min. Backzeit)

Für die Kartoffeltorte
- *750 g Kartoffeln*
- *100 ml Milch (1,5 % Fett)*
- *300 g Weizenmehl, Type 405*
- *½ Würfel Hefe*
- *120 g Butter*
- *2 TL Kümmel*
- *1 TL Salz*
- *4 Eier*
- *100 ml Buttermilch*
- *200 g saure Sahne*
- *2 Prisen schwarzer Pfeffer*
- *1 Prise geriebene Muskatnuß*
- *3 EL gemahlene Mandeln*
- *3 Zweige Petersilie*

Außerdem
- *etwas Butter für die Form*

1. Die Kartoffeln waschen, schälen, in reichlich Salzwasser geben und in etwa 20 Minuten gar kochen. Sie dann herausnehmen und ausdampfen lassen.

2. Die Milch leicht erwärmen. Das Mehl in eine Schüssel sieben, in die Mitte eine Mulde drücken und die Hefe hineinbröckeln. Die Milch dazugeben und das Ganze mit 80 g sehr weicher Butter verkneten. Den Kümmel sowie die Hälfte des Salzes dazugeben und in den Teig kneten.

3. Nun die Schüssel mit einem Küchenhandtuch abdecken und an einem warmen Ort etwa 30 Minuten gehen lassen, bis der Teig das doppelte Volumen erreicht hat.

4. Die Kartoffeln pürieren. Die Eigelbe von den Eiweißen trennen.

5. Die Buttermilch, die saure Sahne und die Eigelbe verquirlen, zu den pürierten Kartoffeln geben und alles gut verrühren. Die Kartoffelmasse mit dem restlichen Salz, dem Pfeffer und der geriebenen Muskatnuß würzen.

6. Den Backofen auf 200°C vorheizen. Die Eiweiße mit 1 Prise Salz mit dem elektrischen Mixer steif schlagen und vorsichtig unter die Kartoffelmasse heben.

7. Eine Springform von 26 cm ø mit etwa einem Eßlöffel Butter einfetten. Den Hefeteig nochmals durchkneten, anschließend dünn ausrollen und den Boden der Springform damit auslegen.

8. Die gemahlenen Mandeln auf dem Teigboden verteilen und die Kartoffelmasse darauf streichen. Die Petersilie waschen, trockentupfen und die dickeren Stiele entfernen. Die Blätter und die dünneren Stiele fein hacken.

9. Die restliche Butter in Flöckchen auf der Kartoffeltorte verteilen. Sie im Backofen auf der mittleren Schiene etwa 50 Minuten goldgelb backen und anschließend mit der gehackten Petersilie bestreuen.

125 mg HS / 810 kcal /
24 g E / 40 g F / 87 g KH

Tips

- *Dazu paßt ein bunter Salat mit vielen frischen Kräutern.*
- *Die Kartoffeltorte eignet sich sehr gut für die Party.*

Desserts und Gebäck

Obst-Hirse-Creme

2 Portionen
Zubereitungszeit: ca. 30 Min.
(plus ca. 30 Min. Quellzeit)

- *75 g Hirse*
- *1/8 l Milch (1,5 % Fett)*
- *1/8 l Wasser*
- *etwas abgeriebene Schale einer unbehandelten Zitrone*
- *1/2 Vanilleschote*
- *75 g Joghurt (1,5 % Fett)*
- *100 g Obst der Saison*
- *etwas Zucker*

1. Die Hirse in ein feines Sieb geben und unter fließendem Wasser waschen. Sie anschließend gut abtropfen lassen. Die Milch und 1/8 l Wasser in einen Topf geben und zum Kochen bringen.

2. Die Hirse und die abgeriebene Zitronenschale zur Milch-Wasser-Mischung geben und das Ganze etwa 10 Minuten unter Rühren köcheln lassen.

3. Anschließend die Hirse im Topf, bei geringer Hitze, etwa 30 Minuten ausquellen lassen. Sie dann vom Herd nehmen.

4. Mit einem scharfen Küchenmesser die Vanilleschote der Länge nach halbieren und das Mark herauskratzen. Das Vanillemark zusammen mit dem Joghurt unter die abgekühlte Hirsemasse rühren.

5. Das Obst waschen und eventuell schälen sowie von Kernen befreien. Es, je nach Form und Größe, in mundgerechte Scheiben oder Spalten schneiden und mit einem Kochlöffel vorsichtig unter die Hirse-Joghurt-Masse heben.

6. Die Obst-Hirse-Creme nach Bedarf mit etwas Zucker süßen.

**40 mg HS / 220 kcal /
8g E / 3 g F / 41 g KH**

Tip

- *Wenn Sie Zeit sparen möchten, können Sie Tiefkühlbeeren für dieses Dessert verwenden.*

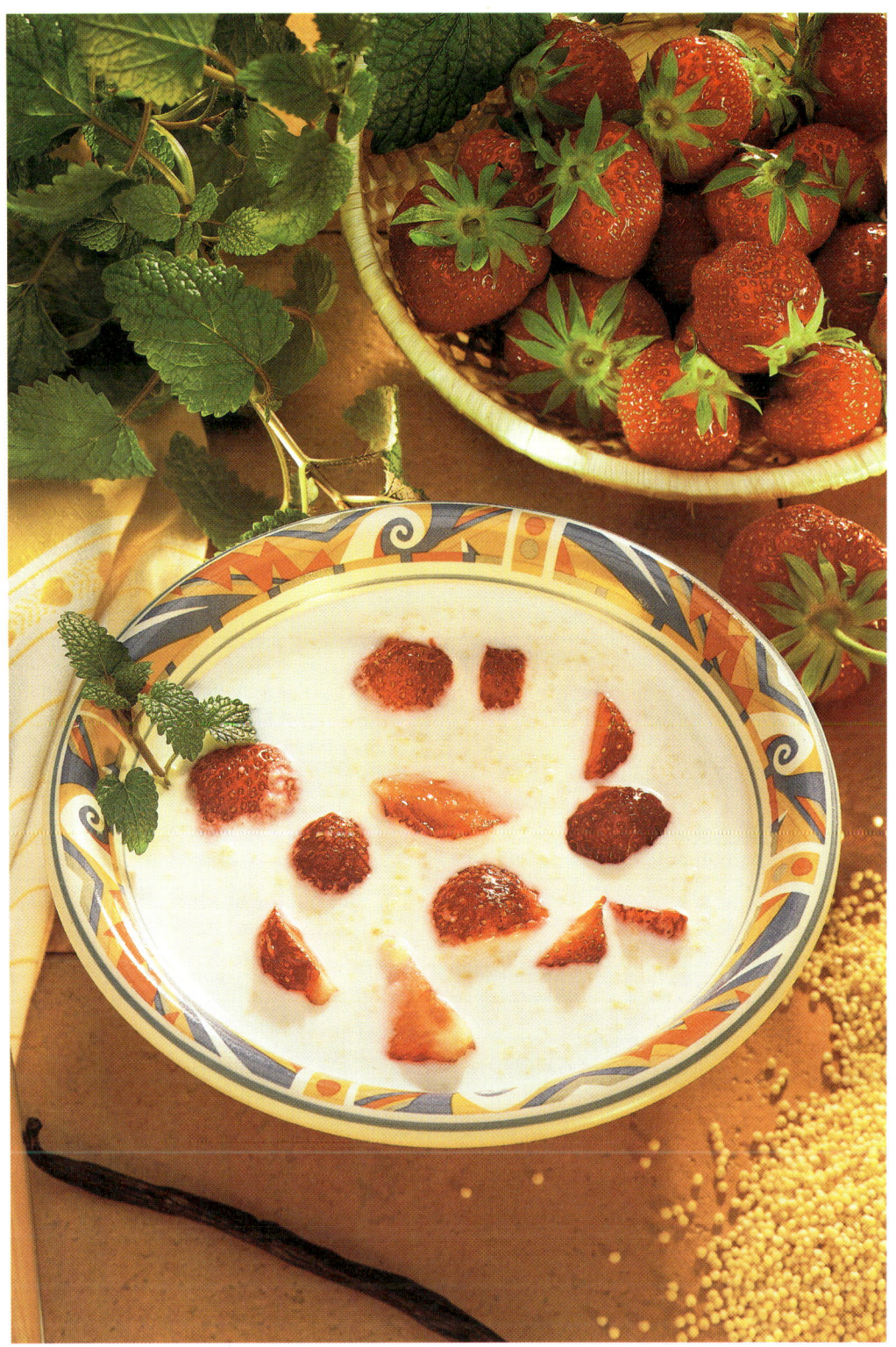

Desserts und Gebäck

Bratäpfel

● ● ●

2 Portionen
Zubereitungszeit: ca. 30 Min.
(davon ca. 20 Min. Garzeit)

- 2 große, saure Äpfel
- 100 g Preiselbeeren aus der Dose
- 10 g Butter
- etwas Puderzucker

1. Den Backofen auf 180°C vorheizen. Die Äpfel waschen, abtrocknen und die Kerngehäuse herausstechen.

2. Die Äpfel mit den Preiselbeeren füllen und in eine feuerfeste Auflaufform setzen. Die Butter in Flocken auf den Früchten verteilen.

3. Die Äpfel im Backofen auf der mittleren Schiene etwa 20 Minuten backen.

4. Nach dem Backen werden die Bratäpfel mit etwas Puderzucker bestäubt. Den Puderzucker dafür in ein kleines Teesieb geben und mit einem Teelöffel auf die Früchte sieben.

**25 mg HS / 160 kcal /
1 g E / 5 g F / 28 g KH**

Überbackener Pfirsich

● ● ●

2 Portionen
Zubereitungszeit: ca. 50 Min.
(davon ca. 30 Min. Garzeit)

- 1 TL Butter
- 2 reife Pfirsiche
- 1 EL Crème fraîche
- 1 TL Honig
- 1 EL geschälte, gehobelte Mandeln

1. Den Backofen auf 175°C vorheizen. Eine Auflaufform (max. 24 cm ø) mit Butter einfetten.

2. Reichlich Wasser zum Kochen bringen. Die Pfirsiche über Kreuz einritzen, für etwa 10 Sekunden ins kochende Wasser geben, dann kalt abschrecken und enthäuten. Die Früchte nun halbieren und entkernen.

3. Die Pfirsichhälften mit der Schnittfläche nach unten in die Auflaufform legen. Die Crème fraîche mit dem Honig in einer Schüssel verrühren und auf die Pfirsichhälften streichen. Die Mandelblättchen darauf streuen und das Ganze im Backofen auf der mittleren Schiene überbacken.

4. Zu Beginn der letzten 5 Minuten zusätzlich den Grill einschalten.

**23 mg HS / 130 kcal /
2 g E / 7 g F / 15 g KH**

Tip

● *Anstelle von Pfirsichen können Sie auch frische Birnen oder frische Nektarinen verwenden.*

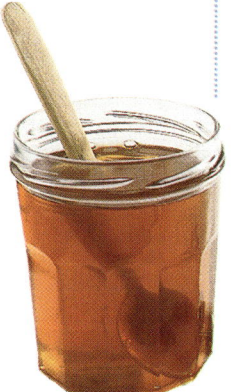

Bunter Obstsalat

• • •

2 Portionen
Zubereitungszeit: ca. 20 Min.

- ¼ Honigmelone
- 2 Kiwi
- 100 g Erdbeeren
- 1 Orange
- 1 EL Orangensaft
- 1 TL Zitronensaft
- 1 TL Honig

1. Die Honigmelone schälen, die Kerne mit einem Löffel entfernen, und das Fruchtfleisch in mundgerechte Stücke schneiden.

2. Die Kiwis schälen, halbieren und in etwa 1 cm dicke Scheiben schneiden. Die Scheiben halbieren.

3. Die Erdbeeren waschen, die Blütenansätze mit einem Küchenmesser herausschneiden, und die Früchte halbieren.

4. Die Orange sehr sorgfältig schälen, in einzelne Segmente teilen und diese dann halbieren.

5. Die Honigmelonenstücke, die Kiwistücke, die Erdbeerhälften und die Orangenfilets in eine Glasschüssel geben.

6. Den Orangensaft, den Zitronensaft sowie den Honig miteinander verrühren und diese Sauce unter das Obst mischen.

55 mg HS / 120 kcal /
3 g E / 0 g F / 23 g KH

Sesam-Frucht-Spieß

• • •

2 Portionen
Zubereitungszeit: ca. 20 Min.

- ½ Banane
- 1 Kiwi
- 110 g Erdbeeren
- 2 EL Sesamsamen

1. Die Banane schälen und in etwa 1 cm dicke Stücke schneiden. Die Kiwi schälen und der Länge nach halbieren. Die Kiwihälften ebenfalls in etwa 1 cm dicke Stücke schneiden.

2. Die Erdbeeren sorgfältig waschen und dann mit einem Messer den Blütenansatz herausschneiden. Den Backofen auf 200°C vorheizen.

3. Abwechselnd die Bananen- und Kiwistücke sowie die Erdbeeren auf zwei Holzspieße stecken und die Früchte rundherum mit Sesam bestreuen.

4. Die Sesam-Frucht-Spieße auf ein mit Backpapier ausgelegtes Backblech legen und im Backofen auf der mittleren Schiene etwa 5 Minuten backen.

34 mg HS / 120 kcal /
3 g E / 6 g F / 13 g KH

Tip

- *Sie können auch, je nach Jahreszeit, anderes Obst verwenden. Besonders gut eignen sich Trauben, Orangen und saure Äpfel.*

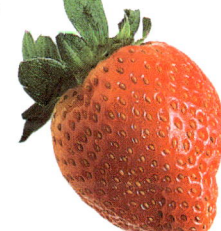

Desserts und Gebäck

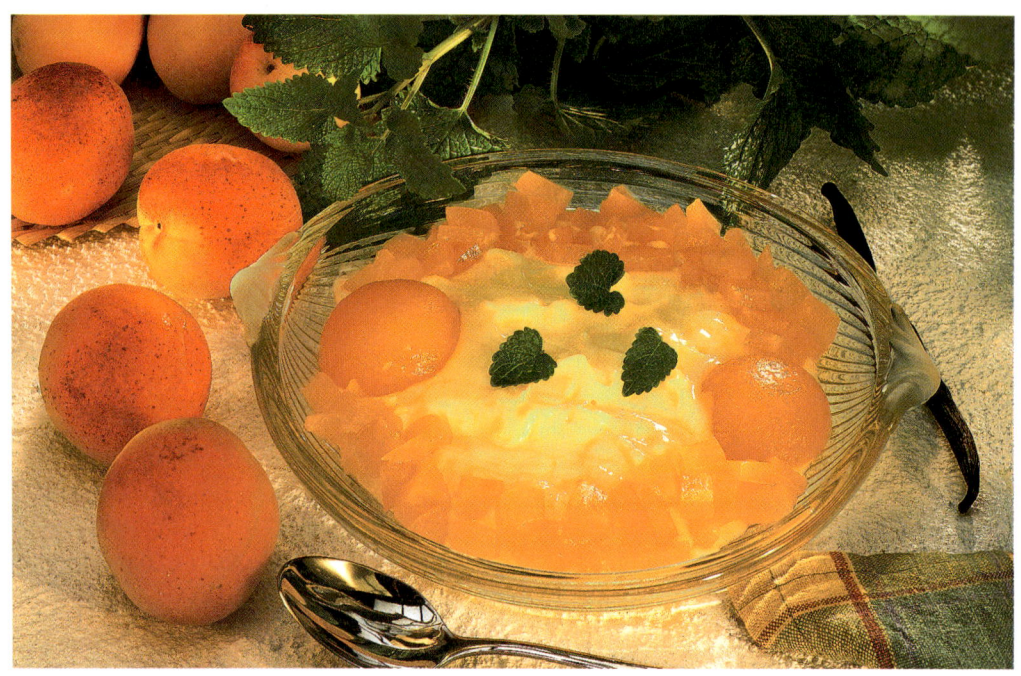

Vanillepudding mit Aprikosen

• • •

2 Portionen
Zubereitungszeit: ca. 30 Min.

- 1 kleine Dose Aprikosenhälften (ca. 135 g Abtropfgewicht)
- ¼ l Milch (1,5 % Fett)
- ½ P. Vanillepuddingpulver (zum Kochen)
- 1 EL Zucker

1. Die Aprikosenhälften in einem Sieb abtropfen lassen. Etwa ⅔ der Milch in einen Topf geben und unter Rühren zum Kochen bringen.

2. Das Vanillepuddingpulver und den Zucker mit der restlichen Milch verrühren und mit einem Schneebesen in die kochende Milch einrühren. Alles zusammen etwa 1 Minute unter ständigem Rühren kochen lassen. Anschließend den Vanillepudding vom Herd nehmen und abkühlen lassen. Den Pudding während des Abkühlens immer wieder rühren, damit sich keine Haut bildet.

3. Die abgetropften Aprikosenhälften auf 2 Schälchen verteilen und den Vanillepudding darauf gießen.

8 mg HS / 180 kcal /
5 g E / 2 g F / 35 g KH

Tips

- *Den Vanillepudding können Sie auch gut einen Tag vorher zubereiten und im Kühlschrank aufbewahren.*
- *Sehr hübsch sieht es aus, wenn Sie den Pudding mit Aprikosenspalten verzieren.*

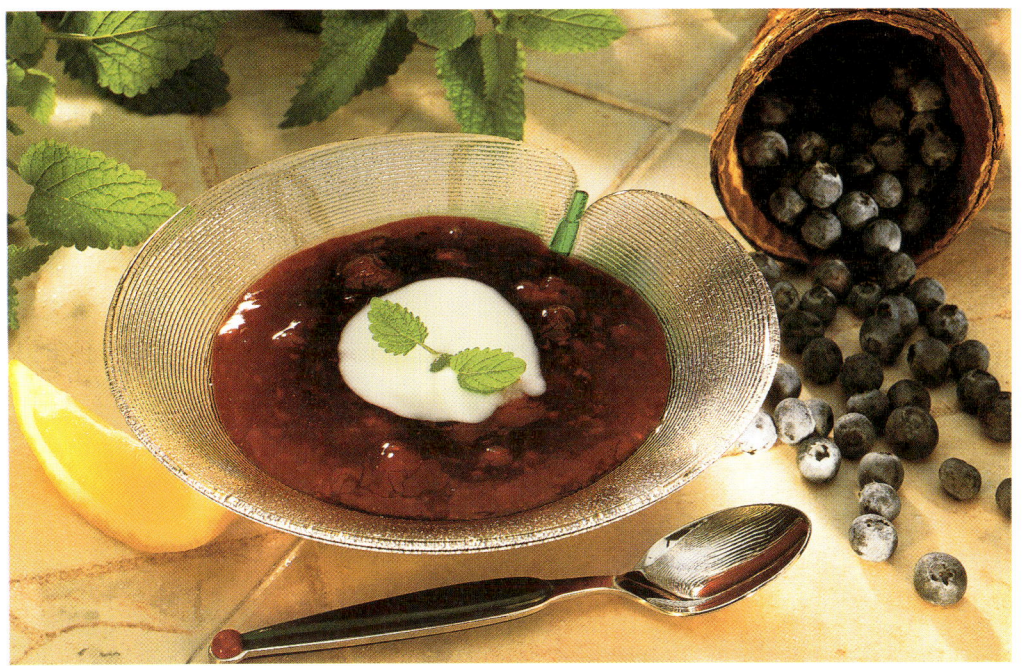

Rote Grütze mit Joghurtsauce

2 Portionen
Zubereitungszeit: ca. 1 Std.

Für die Grütze
- 300 g TK-Waldbeeren
- 20 g Stärkepulver
- 1 EL Zucker

Für die Joghurtsauce
- 150 g Joghurt (1,5 % Fett)
- 1 TL Zucker
- Zitronensaft

1. Die gefrorenen Waldbeeren in einen Topf geben. Sie zuerst bei mittlerer Hitze langsam auftauen lassen und dann bei starker Hitze zum Kochen bringen.

2. Die Stärke mit etwas Wasser auflösen und unter ständigem Rühren zu den Beeren geben. Das Ganze noch etwa 1 Minute kochen lassen und dann vom Herd nehmen.

3. Die angedickten Waldbeeren abkühlen lassen, mit Zucker süßen und die Grütze auf 2 Glasschälchen verteilen.

4. Den Joghurt sowie den Zitronensaft in eine Schüssel geben und das Ganze mit einem Schneebesen glattrühren. Die Sauce anschließend mit etwas Zucker süßen.

5. Zum Schluß die Joghurtsauce auf die Waldbeerenmasse geben und die Rote Grütze servieren.

30 mg HS / 210 kcal /
5 g E / 1 g F / 46 g KH

Tip

- *Zum Verzieren eignen sich gehackte Pistazienkerne und Minzeblättchen.*

Kirschpfannkuchen

• • •

2 Portionen
Zubereitungszeit: ca. 60 Min.
(davon ca. 30 Min. Backzeit)
Dazu passen Zimt und Zucker

- *125 g Mehl, Type 405*
- *1 Prise Salz*
- *1 Ei*
- *1/8 l Milch (1,5 % Fett)*
- *1/8 l Mineralwasser*
- *1 Glas Kirschen, entsteint (ca. 450 g Abtropfgewicht)*
- *4 TL Margarine*
- *4 TL Zucker*
- *1/2 TL Zimt*

1. Das Mehl in eine Schüssel sieben und mit dem Salz mischen. Die Milch und das Mineralwasser dazugeben und alles gut verrühren, so daß keine Mehlklumpen entstehen.

2. Eigelb und Eiweiß trennen. Das Eigelb unter den Teig rühren. Den Teig etwa 15 Minuten bei Zimmertemperatur quellen lassen.

3. Währenddessen die Kirschen in einem Sieb gut abtropfen lassen. Sie anschließend zum Teig geben. Das Eiweiß mit einem elektrischen Mixer zu Eischnee schlagen und vorsichtig unter den Teig heben.

4. In einer Pfanne 1 Teelöffel Margarine erhitzen. Mit einer Schöpfkelle etwas von dem Kirschteig in die Pfanne geben. Die Kirschpfannkuchen von beiden Seiten goldgelb backen.

56 mg HS / 590 kcal /
14 g E / 12 g F / 104 g KH

Tips

- *Die Kirschpfannkuchen reißen beim Wenden leicht ein. Lassen Sie sie deshalb, sobald die Unterseite fertig gebacken ist, auf einen großen Teller gleiten, und stürzen Sie sie dann zurück in die Pfanne.*
- *Sie können auch ganz einfach kleinere Küchle backen.*

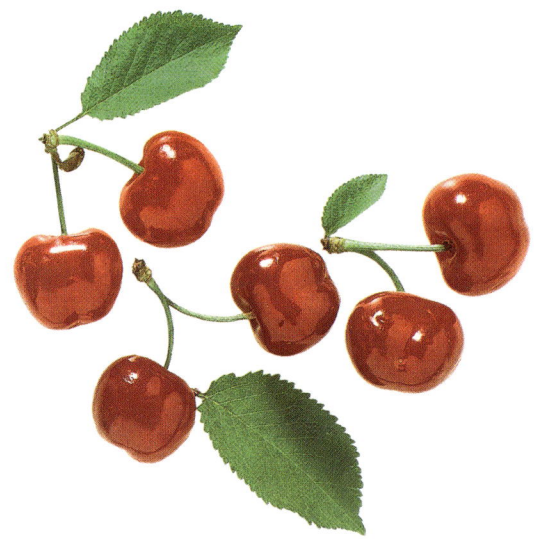

Desserts und Gebäck

Apfel-Quark-Kuchen

6 Portionen
Zubereitungszeit: ca. 90 Min.
(davon ca. 60 Min. Backzeit)

- 500 g Magerquark
- 50 g Zucker
- 2 Eier
- etwas abgeriebene Schale einer unbehandelten Zitrone
- Saft von einer Zitrone
- 1 TL Backpulver
- 1 Msp. Zimt
- 2 g Nestargel oder Biobin (kalorienfreies Bindemittel aus der Apotheke oder aus dem Reformhaus)
- 400 g saure Äpfel
- etwas Butter

1. Den Backofen auf 160°C vorheizen. Den Quark zusammen mit dem Zucker und den Eiern in eine Schüssel geben. Die Zitronenschale und den Zitronensaft dazugeben.

2. Das Backpulver, den Zimt und das Nestargel zum Quark in die Schüssel geben und alles mit dem Schneebesen glattrühren.

3. Die Äpfel waschen und schälen. Sie dann vierteln und die Kerngehäuse entfernen. Die Apfelviertel in dünne Spalten schneiden und unter die Quarkmasse heben.

4. Eine Kastenform (etwa 30 cm lang) mit der Butter einfetten und mit Backpapier auslegen.

5. Die Quarkmasse in die Kastenform füllen und im Backofen auf der mittleren Schiene etwa 60 Minuten backen.

6. Zum Schluß den Kuchen noch weitere 5 Minuten bei 200°C backen, damit er noch etwas Farbe bekommt.

13 mg HS / 180 kcal /
14 g E / 3 g F / 22 g KH

Variation

- *Der Kuchen schmeckt auch sehr gut, wenn Sie die Äpfel durch reife Birnen ersetzen.*

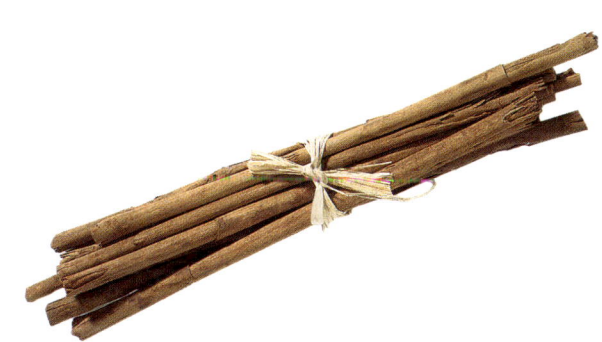

Desserts und Gebäck

Register

Alkohol 8, 11
Artischocken 13

Ballaststoffe 11
Blumenkohl 13
Bluthochdruck 6
Body Mass Index 12
Bohnen, grüne 13
Bohnen, weiße 13
Bratschlauch 11
Brokkoli 13
Brot 13
Butter 12

Chips 13

Dämpfen 11
Diät 9, 14
Dünsten 11

Eier 13
Erbsen 13
Erdnüsse 13

Fasten 8
Fett 11
Fisch 10, 14
Fleisch 8, 10, 11, 13, 14
Flüssigkeitszufuhr 10, 11

Geflügel 13
Gemüse 11, 13
Gemüsesäfte 11
Gicht 6
Gichtanfall 6, 9, 10, 11
Gichtgeschwür 6
Gichtniete 6
Grillen 11, 14

Harnsäure 6, 7, 8, 9
Harnsäureablagerungen 6
Harnsäurekristalle 6
Harnsäurestoffwechsel 8
Harnsäurewerte 12
Haselnüsse 13
Hefe 13

Hülsenfrüchte 13, 14
Hyperurikämie 6, 9

Innereien 11, 13

Joghurt 12

Kaffee 10, 12
Kantine 14
Kartoffelbrei 13
Kartoffelerzeugnisse 13
Kartoffeln 13
Käse 13
Kaviar 13
Knödel 13

Lauch 13
Lebensmittel,
    purinarm 13, 14
Lebensmittel, purinfrei 12
Lebensmittel,
    purinreich 13, 14
Lebensmittel mit mittlerem
    Puringehalt 13
Linsen 13

Mais 13
Mandeln 13
Margarine 12
Medikamente 9
Mikrowelle 11
Milch 10, 11, 12
Milchprodukte 11, 12
Mineralwasser 10, 11

Nierenkolik 6
Normalgewicht 11, 12
Nulldiät 8

Obst 11, 13
Obstsäfte 10, 11, 13
Öl 12

Paranüsse 13
Pfifferlinge 13
Pilze 13

primäre Form 8
Purine 8, 12
Purinstoffwechsel 8

Quark 12

Radikalität 11
Reis 13
Reisen 14
Restaurant 14
Rindfleisch 13
Rosenkohl 13
Rotkraut 13

Salat 11, 14
Sauerampfer 13
Schwarzwurzeln 13
Schweinefleisch 13
sekundäre Form 8
Sesam 13
Sojasauce 13
Sonnenblumenkerne 13
Spargel 13
Spinat 13

Tee 10, 12
Teigwaren 13
Tofu 13
Tontopf 11
Trockenobst 13

Übergewicht 8, 12
Urin 6, 10

Vollkornprodukte 11

Walnüsse 13
Wasser 12
Wechseljahre 7
Weißbrot 13
Wirsing 13
Wurst 10, 11, 13

Zipperlein 6
Zucker 11
Zunge 13

Alphabetisches Rezeptverzeichnis

Apfelbrot mit Nüssen 21
Apfelquark 21
Apfel-Quark-Kuchen 93
Auberginenschnitzel 52

Bananenbrot 20
Bananenshake 28
Bratäpfel 88

Champignons, gefüllte 39
Chicorée mit Dip 34
Curryreis
   mit Fischwürfeln 68

Eier, gekochte,
   mit Kräutersauce 81
Eier, pochierte,
   auf Blattspinat 78

Fenchelgemüse,
   überbackenes 54
Flädlesuppe, schwäbische 45
Fruchtdrink 29
Fruchtjoghurt 23

Gemüseburger 56
Gemüseeintopf 74
Gemüse-Fleisch-Pfanne 71
Gemüse-Fleisch-Spieße 66
Gemüsekuchen 82
Gemüsestrudel 58
Gemüsesuppe
   mit Käsebällchen 75
Gulasch mit Gemüse 77
Gurkendrink 30

Hühnerfrikassee 64

Kabeljaufilet, meliertes,
   mit Zitronensauce 67
Karottengemüse mit Äpfeln
   und Birnen 53
Karottenpuffer
   mit Joghurtsauce 57
Kartoffeltorte 85
Kartoffel-Zuccini-Gratin 69
Käsekugeln 37
Käse-Schinken-Salat 38
Käsespätzle 80
Käsestangen
   mit Kümmel 24
Kirschpfannkuchen 92
Knäckebrot
   mit Hüttenkäse 27
Kräuterrührei
   mit Käse 36

Lachsschinken
   mit Honigmelone 35
Lauch, überbackener,
   mit Reis 51

Marinierter Mozzarella 33
Müsli 23

Nudeln, grüne,
   mit Käsesauce 79

Obst-Hirse-Creme 86
Obstsalat,
   bunter 89
Orangenbuttermilch 27

Paprika, gefüllte 50
Paprika im Blätterteig 40

Pfirsich,
   überbackener 88
Pumpernickel
   mit Frischkäse 26
Putenfilets mit
   Champignonfüllung 62
Putenroulade, gefüllte 63
Putensteaks
   in Aprikosenhülle 61
Putensteaks
   „italienisch" 60

Quarkbrötchen 20
Quarkvariationen 32

Rosinenbrötchen 18
Rote Grütze
   mit Joghurtsauce 91

Sauerkrautauflauf 72
Schnittlauchbrot 26
Sellerie-Käse-Salat 43
Sesam-Frucht-Spieß 89

Thunfisch
   im Tomatennest 42
Tomaten, gefüllte,
   mit Schafskäse 46
Tsatsiki 31

Vanillepudding
   mit Aprikosen 90

Zucchini, gefüllte,
   mit Kräutersauce 49
Zwiebelsuppe,
   französische 44

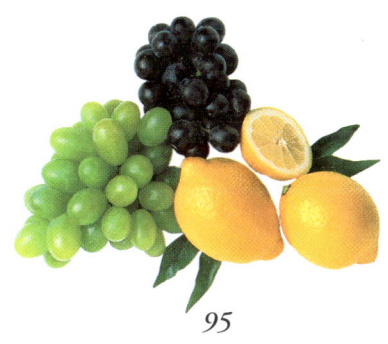

Das Autorenteam

Prof. Dr. med. Günther Wolfram ist Herausgeber dieser FALKEN Gesundheitskochbuchreihe. Die Fachgebiete Innere Medizin und Klinische Ernährungslehre ziehen sich wie ein roter Faden durch seinen Lebenslauf. Zur Zeit leitet er das Institut für Ernährungswissenschaft an der Technischen Universität München. Zahlreiche ehrenamtliche Tätigkeiten in nationalen und internationalen wissenschaftlichen Organisationen und Gesellschaften: Präsident der Deutschen Gesellschaft für Ernährungsmedizin, Präsident der Deutschen Gesellschaft für Ernährung sowie der Gesellschaft für Ernährungsbiologie.

Martina Leisten und **Annette Nestler** arbeiten als Diätassistentinnen in Kurkliniken Baden-Württembergs. Sie geben in diesem Buch ihre mehrjährigen Erfahrungen mit der Ernährung von Gichtpatienten weiter.

Im FALKEN Verlag sind zahlreiche Titel zu den Themen „Ernährung" und „Gesundheit" erschienen.
Bitte fragen Sie in Ihrer Buchhandlung.

Dieses Buch wurde auf chlorfrei gebleichtem und säurefreiem Papier gedruckt.

Die Deutsche Bibliothek – CIP-Einheitsaufnahme

Leisten, Martina:
Gicht / Martina Leisten ; Annette Nestler. Günther Wolfram (Hrsg.). –
Niedernhausen/Ts. : FALKEN, 1997
  (Diät und Genuss)
  ISBN 3-8068-1850-9

ISBN 3 8068 1850 9

© 1997 by FALKEN Verlag,
65527 Niedernhausen/Ts.
Die Verwertung der Texte und Bilder, auch auszugsweise, ist ohne Zustimmung des Verlags urheberrechtswidrig und strafbar.

Dies gilt auch für Vervielfältigungen, Übersetzungen, Mikroverfilmung und für die Verarbeitung mit elektronischen Systemen.

Umschlaggestaltung: Peter Udo Pinzer
Gestaltung: Petra Schwarzmann, Wiesbaden
Redaktion: Barbara Fleig
Herstellung: Albert Brühl
Umschlagfotos: vorne: TLC-Studio GmbH, Velen-Ramsdorf (Rezept „Gemüse-Fleisch-Spieße", S. 66); hinten: Fotostudio Poggenpohl, Peiting (Rezept „Putensteaks in Aprikosenhülle", S. 61)
Rezeptfotos: Fotostudio Poggenpohl, Peiting
Weitere Fotos im Innenteil: FALKEN Archiv, außer: **Bildarchiv Huber,** Garmisch-Partenkirchen: S. 10; **WDV Wirtschaftsdienst,** Bad Homburg: S. 5 (Hermann Rafael Oehling), 7, 12 und 15 (Bernhard D. Schmerl)

Die Ratschläge in diesem Buch sind von den Autoren und vom Verlag sorgfältig erwogen und geprüft, dennoch kann eine Garantie nicht übernommen werden. Eine Haftung der Autoren bzw. des Verlags und seiner Beauftragten für Personen-, Sach- und Vermögensschäden ist ausgeschlossen.

Satz-/Lithobearbeitung: DM-SERVICE Mahncke & Pollmeier oHG, Rodgau
Druck: Druckerei Parzeller GmbH, Fulda

817 2635 4453 6271